Des Dangers et des Contre-Indications

DE

L'ANESTHÉSIE GÉNÉRALE

CHEZ LES SUJETS ATTEINTS

DE

HERNIE ÉTRANGLÉE D'OCCLUSION INTESTINALE

PAR

LE DR H. ROCHIER

LYON

A. REY, IMPRIMEUR DE LA FACULTÉ DE MÉDECINE
4, RUE GENTIL, 4

1896

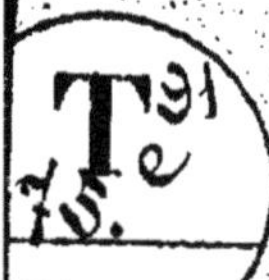

DES DANGERS ET DES CONTRE-INDICATIONS

DE

L'ANESTHÉSIE GÉNÉRALE

CHEZ LES SUJETS ATTEINTS

DE

Hernie étranglée d'occlusion intestinale

Lyon. — Imp. Pitrat Aîné, A. Rey Succ., 4, rue Gentil.   12895

Des Dangers et des Contre-Indications

DE

L'ANESTHÉSIE GÉNÉRALE

CHEZ LES SUJETS ATTEINTS

DE

HERNIE ÉTRANGLÉE D'OCCLUSION INTESTINALE

PAR

LE DR H. ROCHIER

LYON

A. REY IMPRIMEUR DE LA FACULTÉ DE MÉDECINE

4, RUE GENTIL, 4

—

1896

INTRODUCTION

La question de l'anesthésie générale est toujours en chirurgie à l'ordre du jour. Dans ces dernières années particulièrement, le parallèle établi plusieurs fois déjà entre l'éther et le chloroforme, au point de vue de leur innocuité relative, s'est imposé de nouveau à l'attention des chirurgiens. Les récentes discussions sur ce sujet, soit à la Société des Sciences médicales de Lyon, soit à la société de chirurgie de Paris, ont nettement établi la supériorité de l'éther sur le chloroforme. Toutes les statistiques du reste témoignaient en faveur des dangers notablement moindres de l'éther, mais il en ressort aussi qu'il n'existe pas d'anesthésique général d'une innocuité complète, que l'éthérisation et la chloroformisation sont sinon choses graves, tout au moins sérieuses, et qu'enfin dans certains cas le seul moyen de n'avoir pas à lutter contre des accidents qui peuvent être mortels, est de ne pas employer l'anesthésie.

Pendant que nous suivions le service de M. le professeur Poncet, nous avons été témoin d'accidents mortels survenus au cours d'une éthérisation pour une hernie étranglée ancienne. Des observations de ce genre ne sont pas absolument rares, et, à propos de ce fait observé dans son service, M. Poncet insistait sur les contre-indications de l'anesthésie générale, quel que soit l'agent employé, chez de tels malades. Il nous a engagé alors à prendre cette observation comme point de départ de notre thèse, et à rechercher tous les faits de même ordre qui avaient pu être publiés, afin d'étayer sur le plus grand nombre de cas possible cette opinion que nous espérons avoir suffisamment mise en relief dans notre travail : « L'étranglement herniaire, l'obstruction intestinale qui s'accompagnent plus ou moins rapidement d'un affaiblissement géné·ral marqué, d'un certain degré de collapsus se compliquent dans le cours de l'anesthésie d'accidents graves, souvent mortels et de telles lésions dans des circonstances que nous déterminons doivent être considérées comme une contre·indication à l'anesthésie générale. »

Nous avons cru devoir diviser notre étude de la façon suivante : après un aperçu historique que nous nous sommes efforcé de rendre aussi complet que possible, nous essayons, dans le chapitre suivant, d'indiquer à l'aide de quelques chiffres la fréquence des accidents, et de dégagor de nos observations les principaux facteurs étiologiques. Nous passons ensuite à la description des accidents que nous résumons à la fin du chapitre en quelques types cliniques pour fixer les idées. Enfin nous arrivons à la physiologie pathologique, sujet bien difficile à élucider et et pour lequel nous avons mis à profit les idées de nos maîtres des hôpitaux.

Dans un dernier chapitre nous posons les contre-indications de l'anesthésie générale chez les malades atteints de hernie étranglée ou d'occlusion intestinale.

Arrivé au terme de nos études, il nous reste une dette de reconnaissance à acquitter envers les maîtres dévoués qui ont guidé nos premiers pas dans la science et nous ont prodigué, pendant ces cinq années hélas si vite écoulées, tout le trésor de leur expérience.

M. le professeur Poncet nous a inspiré notre travail inaugural, il a eu la bonté de diriger nos recherches et il nous fait encore l'honneur de présider notre thèse. Qu'il reçoive nos plus vifs remerciements pour son extrême bienveillance à notre égard.

M. le professeur agrégé Curtillet a droit, lui aussi, à toute notre gratitude. Ses leçons nous furent précieuses, alors que jeune étudiant nous commencions à apprendre l'anatomie et il a bien voulu, dans maintes circonstances, se rappeler ces relations d'autrefois. Nous lui sommes redevable de beaucoup de nos documents, et ses conseils nous ont été d'un grand secours pour mener notre travail à bonne fin.

En quittant Lyon nous adressons un dernier adieu aux amis que nous avons le regret de laisser, et un merci bien sincère à ceux qui, avec tant d'amabilité, ont mis à notre service leur connaissance des langues étrangères.

DES DANGERS ET DES CONTRE-INDICATIONS

DE

L'ANESTHÉSIE GÉNÉRALE

CHEZ LES SUJETS ATTEINTS

DE

Hernie étranglée d'occlusion intestinale

HISTORIQUE

La thérapeutique de l'étranglement herniaire utilisa dès sa découverte l'anesthésie générale, dans le but de faire la kélotomie et de pratiquer le taxis à l'abri de la douleur. Mayor de Lausanne publiait en 1847, dans la *Gazette médicale* un succès qu'il devait à l'éther, dans un taxis qui serait resté infructueux sans le secours du sommeil anesthésique. Ce praticien eut bientôt des imitateurs en Angleterre, à Munich, à Boston.

Dès le début, les chirurgiens partageant l'enthousiasme général ne virent que les cas heureux. En 1848, Guyton [1] publiait un mémoire sur l'emploi du chloroforme pour la réduction des hernies étranglées. Il n'envisageait dans

[1] Guyton, Mémoires sur l'étranglement herniaire et l'emploi du chloroforme pour la réduction des hernies étranglées. (*Arch. gén. méd.*, 1848, 4e série, t. XVIII).

son travail que les résultats favorables de la résolution musculaire sous l'influence de cet agent.

Gosselin adoptait la même pratique et quelques années plus tard il exposait devant l'Académie de Médecine ses nombreux succès [1].

Perrin et Lallemand, dans leur traité d'*Anesthésie chirurgicale*, 1863, se déclarent partisans convaincus de cette méthode. « La pratique que nous désirons faire prévaloir, disent-ils, consiste à recourir aux anesthésiques immédiatement après un premier taxis négatif. » Comme correctif, plus bas ils ajoutent : « Il faut le faire le plus promptement possible, car l'influence de l'étranglement intestinal sur l'état des forces rend l'usage des anesthésiques de moment en moment plus périlleux [2]. » Grâce à cette manière d'agir, pensent-ils, le chirurgien se verra bien rarement dans la nécessité de recourir au débridement.

Déjà Robert, en 1849, avait élevé la voix pour signaler les dangers du chloroforme [3]. Il avait eu un accident mortel chez un malade atteint de hernie étranglée. L'anesthésie avait été laborieuse, le patient avait eu une période d'excitation violente très prolongée, mais ce chirurgien conclut simplement qu'en pareil cas il est préférable de cesser l'anesthésie, sous peine de cruel mécompte.

Perrin et Lallemand sont donc bien les premiers à avoir vu une contre-indication dans l'état d'adynamie profonde que provoque l'étranglement. On lit dans leur ouvrage :

[1] Gosselin, *Gazette médicale*, 1861. *Bull. Acad. Méd.* t. XXV p. 75.

[2] Perrin et Lallemand, *Anesthésie chirurgicale*, 1863

[3] Robert, *Bull. Acad. de Méd.*, t. XIV, p. 1091.

« Mais autant nous attachons d'importance à l'anesthésie
pour aider aux tentatives de réduction, autant nous recom-
mandons d'agir avec une extrême réserve quand on n'a
d'autre but que de rendre insensible pendant la herniotomie. »

Dans la thèse de Rochet, 1870, celle de de La Roche-
au-Lion, 1873, on trouve également la même idée for-
mulée brièvement [1].

La thèse d'agrégation de Duret reproduit l'opinion de
Gosselin. Le chloroforme, dit l'auteur, rend de grands
services dans le traitement de l'étranglement herniaire.
Cependant il cite des accidents, des cas de mort, et il ajoute :
« Il importe de retenir ceci : que chez tout hernieux dont
l'intestin est étranglé depuis quelque temps tous les vis-
cères sont en état de congestion, que tous les organes sont
dans un état semi-asphyxique très favorable aux accidents [2] .»

Comte, sans en tirer de conclusion, cite plusieurs observations de ce genre dans sa thèse inaugurale [3].

En parcourant la littérature chirurgicale on trouve
relatés çà et là des cas de mort survenus dans le cours
d'une anesthésie chez des sujets porteurs de hernie étranglée ou d'occlusion intestinale. Les auteurs, bien peu ont
ce courage, et ce sont en grande partie des Anglais, présentent leurs observations ordinairement sans commen-

---

[1] Rochet, thèse de Paris, 1870. — De la Roche au Lion, thèse
de Paris, 1873.

[2] Duret, *Des contre-indications à l'anesthésie chirurgicale*
th. ag. Paris, 1880.

[3] Comte, *De l'Emploi de l'Éther sulfurique à la clinique
chirurgicale de Genève*, th. Genève, 1882.

taire. Quelques-uns incriminent l'anesthésique, son impureté, sa mauvaise administration; d'autres expliquent l'issue fatale par les lésions trouvées à l'autopsie. L'anesthésie revient périodiquement à l'ordre du jour de l'Académie de Médecine. Longue discussion en 1882, sur le chloroforme et la chloroformisation. Reprise des débats en 1890, mais à un point de vue différent. Aucun des contradicteurs ne fait allusion à la question qui nous occupe.

Daniel Mollière, dans ses cliniques de l'Hôtel-Dieu (1888) pose nettement la contre-indication : « Donner de l'éther en pareil cas, dit-il, c'est exposer le malade à inspirer ses matières? à remplir le poumon des féces. » Les traités de Dastre (1890), de Raphaël Dubois (1894) ne font que mentionner cette contre-indication.

En 1894, M. le professeur agrégé Vallas relate devant la Société des Sciences médicales de Lyon le cas de mort qu'il a observé dans son service à l'hôpital de la Croix-Rousse [1]. Ce fait en rappelle d'autres et les membres de la Société trouvent dans leurs souvenirs des observations identiques.

L'attention des chirurgiens est dès lors attirée de ce côté. Un article de M. le Dr Tellier dans le *Lyon médical* [2] apporte, quelques mois après, un nouveau cas. La même année, M. le professeur Lépine, dans une étude sur la valeur de l'anesthésie par l'éther, dit que l'étranglement herniaire doit faire redouter l'emploi des anesthésiques, et pense que les cas de mort ne doivent pas être très rares

[1] Vallas, Sur un cas de mort pendant l'anesthésie à l'éther (*Lyon médical*, 1894, t. 76, p. 258.)

[2] Tellier, *Lyon médical*, 1894, t. 77,

dans la littérature chirurgicale. M. Guinard a demandé à
la physiologie le mécanisme des accidents et a publié dans
le *Bulletin général de thérapeutique* (1894) le résultat
de ses expériences.

En résumé, le sujet qui fait l'objet de notre travail a
été simplement indiqué par les auteurs qui ont étudié
l'anesthésie chirurgicale et ses contre-indications. La
plupart d'entre eux signalent brièvement comme dange-
reux l'état de dépression profonde dans lequel se trouvent
les malades porteurs de hernie étranglée ou d'obstruction
intestinale. Mais aucun travail d'ensemble n'a paru sur la
question. C'est cette lacune que nous nous proposons de
combler dans la mesure de nos forces et, dans cette inten-
tion, nous avons réuni toutes les observations publiées,
mais elles ne représentent certainement pas la réalité des
faits, à en juger par deux cas connus de M. Poncet, cas
passés sous silence, dans lesquels la mort survint après
les premières inhalations de chloroforme pour kélotomie.

CHAPITRE PREMIER

Fréquence des accidents de l'anesthésie générale chez les malades porteurs de hernies étranglées ou d'obstruction intestinale. — Etiologie.

Nous avons pu recueillir 30 observations qui se décomposent ainsi :

Hernies étranglées 23
Obstructions intestinales . . 7

Lyon nous en a fourni 8, parmi lesquelles plusieurs n'ont fait l'objet que d'une communication à la Société des sciences médicales. Un cas est complètement inédit, nous le devons à l'obligeance de M. le professeur agrégé Curtillet, qui l'a observé pendant le mois de janvier de cette année. Les autres observations sont en grande partie empruntées aux Anglais. Notre travail aura au moins ce mérite d'avoir fait connaître ces faits d'outre-Manche, publiés à de longs intervalles et qui, pour ce motif, auraient pu passer inaperçus. Nous déplorons que le laconisme de plusieurs de ces relations nous ait privé de renseignements précieux.

Nous n'avons pas la prétention d'avoir réuni tous les cas analogues, une telle tâche eût été bien lourde, impossible même, car combien de faits sont passés sous silence ! Bien des chirurgiens hésitent à publier leurs mécomptes, alors qu'ils feraient œuvre d'humanité en éclairant de cette façon leurs confrères sur les dangers qui les attendent en pareille occurrence. D'autres, tout en relatant leurs cas de mort, attribuent quelquefois l'issue fatale entièrement au choc opératoire, sans se demander quelle part peut en revenir à l'anesthésie. Ainsi, pour ce qui nous concerne, nous trouvons dans un mémoire d'Obalinski plusieurs observations semblables. Il s'agit de sujets atteints d'occlusion intestinale chez lesquels on fait la laparotomie avec un état général des plus mauvais. Ils meurent pendant l'opération ou immédiatement après. On lit dans la thèse de Comte le cas suivant :

Homme de trente-deux ans. Herniotomie *in extremis*. Mort pendant l'opération. Il y avait gangrène de l'anse herniée.

L'auteur se refuse à inscrire cette mort au passif de l'anesthésie. La lecture de cette courte observation nous a suggéré cependant une conclusion un peu différente et nous a rappelé la conduite bien opposée, dans un cas identique, de M. le professeur agrégé Gangolphe. Il s'agissait d'un vieillard de soixante-quinze ans, porteur d'une hernie étranglée et sans connaissance. « Pendant qu'il pratiquait la kélotomie, un interne faisait cinq injections d'éther, d'autres aides frictionnaient les membres. Le pansement était achevé quand le patient sortit de sa torpeur, se plaignant non de l'opération, qu'il n'avait pas sentie, mais de la rudesse de la friction [1]. » Au risque de paraître vouloir noircir à plaisir la statistique, nous attribuons volontiers non pas à l'action particulière de l'éther ou du chloroforme, mais à l'anesthésie en elle-même une grosse part du résultat fatal de l'observation de M. Comte. Nous en donnerons plus loin les raisons.

A la discussion qui eut lieu à la Société des sciences médicales de Lyon en 1894, un des chirurgiens qui prirent part aux débats demandait si parmi les malades morts pendant l'anesthésie il y avait beaucoup de hernieux. M. le professeur Lépine, dans un article de la *Semaine médicale*, pense que la proportion doit être assez élevée.

Cette fréquence relative est bien difficile à établir, car on n'a à son service que des statistiques où figurent en bloc le nombre des morts, sans indication de l'opération qui nécessitait l'anesthésie, sans mention de l'état des malades. Perrin donne comme chiffre 1 pour 17.

La thèse de Comte renferme 232 morts par le chloroforme et 15 par l'éther. Sur ce nombre 247, on relève :

Hernieux :
    Taxis de hernies étranglées . . 2
    Kélotomies 3
    Cure radicale 1
              TOTAL. . . . 6
Obstruction intestinale 1

La proportion est bien différente de celle de Perrin, puisque nous avons 5 hernies étranglées sur ces 247 morts.

[1] Gangolphe, *Guide pratique de petite chirurgie*, p. 75.

Juillard a publié, en 1891, 20 cas de mort pendant l'anesthésie. Sur ce nombre, un seul malade atteint de hernie étranglée [1].

Jacobs a publié, durant une période de quatre années, les cas de mort imputables aux différents anesthésiques dont il a eu connaissance. En totalisant ses résultats, nous sommes arrivé au tableau suivant :

Nature de l'opération ayant nécessité l'anesthésie	1882	1883	1884	1885	totaux
Interventions pour hernies étranglées . .	»	1	1	»	1
Interventions pour occlusion intestinale. .	1	»	»	1	2
Opérations diverses. .	27	12	19	14	72

En présence de résultats aussi différents, il est difficile de se faire une opinion. Du reste ce serait une grave erreur de la baser sur une statistique, car, comme nous l'avons dit, nombre de cas sont passés sous silence ou diversement interprétés. Nous n'en voulons pour preuve que ce qui s'est passé à Lyon lors de la communication de M. Vallas. Son cas en rappela immédiatement plusieurs autres qui, sans lui, seraient restés ensevelis dans la mémoire des chirurgiens, puisque nous en avons vainement cherché la trace dans la littérature médicale de l'époque.

Quels sont, dans les observations que nous avons recueillies, les principaux facteurs étiologiques dont nous avons pu relever l'influence ?

Sur les 23 cas de hernies étranglées, les accidents de

---

[1] Juillard, *Revue médicale de la Suisse Romande*, 1891.

l'anesthésie furent mortels 22 fois. 4 fois seule·
ment la mort survint après l'opération. 2 malades
moururent sans s'être réveillés complètement, un autre
succomba brusquement dans son lit, après réveil complet,
quatre heures après l'anesthésie. Enfin le quatrième, après
avoir présenté des phénomènes de cyanose au moment de
l'opération, eut un retour de ces accidents après s'être
réveillé et mourut une heure après.

Pour les dix-huit autres cas, les accidents furent
excessivement rapides et survinrent 7 fois avant l'opération, soit tout à fait au début de l'anesthésie, soit à la
période de sommeil. Ils coïncidèrent une fois avec la
résection de l'intestin, ils survinrent une fois au moment
de l'examen local, une fois au moment de la réduction de
la hernie, une fois après les premiers essais de taxis. 3
fois le malade mourut au milieu de l'intervention.

Dans le seul cas non mortel que nous rapportons, les
troubles respiratoires et cardiaques persistèrent pendant
trois quarts d'heure et apparurent au moment où l'opération venait d'être terminée. En se basant sur ces quelques
données, on peut donc dire que la mortalité est très élevée
et atteint presque la proportion de 100 pour 100.

Le sexe ne peut guère avoir d'influence. Cependant
nous comptons 6 femmes seulement, et cela ne peut
nullement surprendre si l'on songe que la hernie est plus
fréquente chez l'homme.

Nos observations sont souvent trop laconiques et nous
privent de renseignements précieux. Ainsi, dans les quelques cas où la variété de hernie est indiquée, nous pouvons
relever 5 hernies inguinales, 6 crurales, 2 ombilicales.

L'âge des sujets est en général assez avancé. 8 avaient dépassé 50 ans, le plus jeune en avait 28.

Le facteur assurément le plus important à préciser est la durée de l'étranglement. Sur les 12 cas dans lesquels la date est indiquée, les symptômes d'étranglement existaient dans un cas depuis 10 jours, dans un autre depuis 8. Une seule fois ils ne dataient que de 3 heures.

Aussi trouve-t-on un état général en rapport avec l'ancienneté de la lésion. Les observations à cet égard sont unanimes ; dans toutes on lit que le malade était dans un état de faiblesse excessive, de dépression générale très voisine du collapsus, que le pouls était petit et lent, que les vomissements fécaloïdes étaient d'une extrême fréquence. C'est cette donnée qui ressort très clairement de l'étude comparative des faits, qu'il importe de retenir ; c'est elle, en somme, qui nous permettra d'établir les indications et les contre-indications de l'anesthésie.

Dans les antécédents des malades, nous avons trouvé quelquefois l'alcoolisme. Inutile d'insister sur cette coïncidence qui n'offre ici aucun intérêt.

Au point de vue de l'agent anesthésique employé, 10 fois il s'agissait de l'éther, 9 fois du chloroforme. Une fois on avait obtenu l'anesthésie avec le protoxyde d'azote, et on l'avait ensuite maintenue avec l'éther. Une fois on s'était servi d'un mélange d'éther et de chloroforme. Ces chiffres prouvent bien que ce n'est point tel ou tel agent qui est nuisible à nos malades, mais l'anesthésie en elle-même, dépouillée de toute action spéciale à tel ou tel anesthésique. Et, en effet, sans avoir dirigé nos recherches dans ce but, nous arrivons à constituer une liste de morts sensiblement égale, pour l'éther et le chloroforme:

Les 7 observations d'obstruction intestinale nous ont donné 7 morts. La proportion est à peu près la même que celle de l'étranglement herniaire. L'éther a été employé 6 fois ; dans un seul cas on s'est servi d'un mélange d'éther et de chloroforme. Ici nous avons des malades assez avancés en âge, car presque toujours, la cause de l'arrêt des matières était une tumeur intestinale et l'on intervenait pour créer un anus artificiel, soit lombaire, soit iliaque.

Les symptômes d'obstruction dataient une fois depuis 6 jours, dans une autre, depuis 5 et dans tous les cas l'état général était misérable et le pronostic fatal à brève échéance.

CHAPITRE II

Des accidents de l'anesthésie générale chez les malades porteurs de hernies étranglées.

Les accidents survenus chez les sujets porteurs de hernies étranglées sont assez variés, mais on peut cependant en faire une description méthodique en les classant suivant leur gravité et le moment de leur apparition. On peut également constituer un groupe spécial où rentre toute une catégorie de faits dont les caractères sont nettement tranchés.

§ 1. — ACCIDENTS MORTELS

A. *Accidents de la période extra-anesthésique.* — Ces accidents se montrent dès les premières inhalations au moment du contact des vapeurs anesthésiques avec la muqueuse des voies respiratoires supérieures. Le tableau est effrayant dans sa rapidité : on présente le masque ou la compresse au malade, celui-ci fait une ou deux inspirations puis tombe foudroyé, et tous les efforts pour le rappeler à la vie sont infructueux.

L'observation suivante en est un exemple.

OBSERVATION I

(Juillard, *Revue médicale de la Suisse Romande*, 1891.)

Hernie étranglée. — Chloroformisation. — Mort subite.

Un ouvrier maçon de vingt-huit ans, a une hernie étranglée depuis la veille. On essaye en vain le taxis dans un bain, les accidents d'étranglement sont peu marqués, mais il faut néanmoins que la hernie rentre.

On décide de l'endormir pour tenter encore une fois le taxis et s'il ne réussit pas, faire séance tenante l'opération. Le malade est à jeun ; il se place sur la table, mais il n'est pas dans le décubitus complet, il est à moitié assis et soutenu par derrière. On lui verse quelques gouttes de chloroforme sur un petit masque qu'on approche à distance et on lui dit: respirez. Il respire sans effort. A la seconde inspiration il tomba foudroyé sur la table, et tout ce qu'on fit pour le ranimer fut inutile.

Pas d'autopsie.

Nous n'insisterons pas sur ce fait qu'on doit plutôt imputer à l'action spéciale de l'agent anesthésique employé; mais faisant une étude générale, nous avons cru utile de le rapporter.

B. *Accidents de la période anesthésique.* — L'éther ou le chloroforme a déjà pénétré dans l'économie, il est arrivé jusqu'aux centres nerveux et le sommeil a été obtenu, quand éclatent ces accidents. Le début est moins dramatique, l'issue n'en est pas moins fatale.

On voit subitement la respiration devenir irrégulière, le pouls faiblir, ses battements se précipiter et bientôt s'arrêter. La scène a duré une ou deux minutes, et malgré les efforts persistants du chirurgien et de ses aides, la mort n'a pu être écartée.

Les quatre observations qui suivent complèteront ce rapide tableau et montreront les particularités inhérentes à chaque cas.

OBSERVATION II

(De Quain, citée par Perrin, in *traité d'Anesthésie*, 1863.)

Femme de quarante ans. Santé générale assez bonne, pas de palpitations ni de dyspnée, mais alcoolique. Elle entre à l'Hôpital d'University-College pour une hernie crurale étranglée depuis deux jours et demi.

Tentatives inutiles de réduction ; pouls régulier et un peu fort. On décide la kélotomie et on donne le chloroforme. Il est versé sur un linge tenu d'abord à trois ou quatre pouces de la face et ensuite rapproché à la distance d'un pouce et demi du nez et de la bouche. Pendant trois ou quatre minutes, rien d'anormal : pouls et respirations réguliers. Nouvelle addition de 2 grammes de chloroforme. Une minute après agitation violente : à cause des contractions musculaires on ne peut que difficilement percevoir le pouls à la radiale. L'agitation dura une minute et fit place à une respiration haute et stertoreuse. Le chloroforme est immédiatement enlevé. Pouls insensible à la radiale, pupilles dilatées face légèrement altérée.

Aspersions d'eau froide sur le visage : la malade fait deux ou trois inspirations courtes et stertoreuses, suivies de deux ou trois inspirations profondes, puis arrêt de la respiration.

Respiration artificielle, électrisation du phrénique sous cette influence, trois reprises des efforts respiratoires puis la malade ne donne plus signe de vie.

Trachéotomie et respiration artificielle pendant trois quarts d'heure.

Autopsie. — Raideur musculaire prononcée, sang fluide partout. Abdomen ballonné. Diaphragme remontant à la quatrième côte à gauche à la troisième à droite. Une once de sérosité incolore dans le péricarde. Cœur affaissé et vide; face antérieure recouverte de tissus adipeux; dégénérescence graisseuse. Parois du ventricule gauche sèches en apparence, sont pâles et friables. Poumons congestionnés.

OBSERVATION III

(Citée par Durel, *in* thèse agrégation.)

Homme trente-huit ans, bien portant, rien au cœur. Anesthésie pour réduction d'une hernie inguinale. Quatre à cinq minutes après le commencement de la chloroformisation; et après inhalation de quelques drachmes de chloroforme, le taxis n'étant pas encore commencé, le visage devient livide, sans excitation préalable le pouls faiblit, la respiration devient légèrement stertoreuse.

Malgré tous les efforts le malade cessa de respirer trois ou quatres minutes après l'apparition des phénomènes mortels.

OBSERVATION IV

(*The Lancet*, 1892).

Un homme de trente-deux ans est reçu à Kent and Canterbury Hospital pour une hernie étranglée. État général mauvais. On lui donna le chloroforme mais avant que le malade fût complétement endormi il tomba subitement en collapsus et mourut de syncope.

OBSERVATION V

(In *British. Méd. Journ.* 1877, traduite de l'anglais.)

Homme de soixante-neuf ans, admis à London Hospital pour une hernie étranglée depuis trois jours.

Malgré la réduction de la hernie, l'étranglement devait persister car il y avait encore des vomissements constants et du ballonnement du ventre. Affaiblissement extrême du malade.

Ethérisation avec l'appareil de Clover. Violente excitation. On enlève l'éther. La respiration continue mais le pouls faiblit de plus en plus, et finalement cesse de battre. Respiration artificielle et tous les autres moyens de rappel à la vie. On n'avait pas donné plus de deux drachmes d'éther.

Autopsie. — Cœur flasque, ventricule gauche non contracté.

Poumons non emphysémateux. Bronches remplies de liquide muco-purulent.

Plusieurs anses intestinales étaient étranglées deux larges bandes d'épiploon, enroulées en spirales autour d'elles, et adhérentes au sac.

L'auteur en rapportant cette observation attire l'attention sur la particularité anatomique suivante. La disposition des parties qui constituaient la hernie était telle que les tentatives de taxis ne faisaient qu'exagérer la constriction de l'intestin.

OBSERVATION VI
(Denonvilliers, citée par Comte.)

Anesthésie pour taxis de hernie. Mort après dix ou quinze inhalations de chloroforme.

A une période plus avancée de l'anesthésie lorsque successivement le cerveau et la moelle ont été paralysés, le bulbe ne tarde pas à l'être à son tour si la quantité d'anesthésique est suffisante. A ce stade ultime de l'empoisonnement général apparaissent des accidents d'un nouveau genre.

Tout a bien marché : Jusque-là peu ou pas d'excitation, sommeil facilement obtenu, sensibilité vite disparue. On a commencé l'opération depuis peu de temps, ou bien on va la terminer quand l'aide avertit le chirurgien que la respiration devient superficielle, irrégulière. On s'empresse autour du malade, on pratique la respiration artificielle, et malgré tous les efforts pour le rappeler à la vie, après quelques inspirations de plus en plus faibles la respiration cesse définitivement, le pouls n'est plus perçu, le malade est mort.

OBSERVATION VII

(Davies, traduite de l'anglais.)

Homme de cinquante-quatre ans, aubergiste, alcoolique, souffre depuis quelques années d'une hernie inguinale qui s'étrangla un jour pendant qu'il se livrait à des libations. Fortes douleurs et vomissements fécaloïdes.

A son arrivée à l'infirmerie de Kiddermintter, il était déprimé et paraissait redouter l'opération d'une façon peu commune. A l'auscultation, rien d'anormal au cœur.

On administra d'abord l'éther avec l'appareil de Clover. A cause des efforts persistants et violents du malade, il fut impossible de continuer avec cet agent. Après environ quatre minutes d'essai, on prit le chloroforme. Le malade le respira bien, le pouls était bon. Après trois ou quatre minutes environ, le sommeil fut obtenu ; pupilles contractées, réflexe conjonctival aboli ; on abandonna alors le chloroforme pour essayer de maintenir l'anesthésie avec l'éther.

Pendant que l'on rasait le patient, avant l'opération, et sans le moindre avertissement, celui-ci cessa de respirer. Jusque là, la respiration avait été régulière. En même temps que la respiration cessait, le malade devenait d'une pâleur terreuse, surtout autour des lèvres.

Traction de la langue au dehors avec une pince. Respiration artificielle et tous les moyens ordinaires. Après quatre ou cinq minutes de respiration artificielle, le malade eut trois inspirations volontaires, puis mourut.

Pas d'autopsie.

Observation VIII

(De Reeve, traduite de l'anglais.)

Homme de trente ans. Santé excellente auparavant. A midi, mange avec appétit, à trois heures, douleurs abdominales intenses. Un médecin appelé découvre que le malade est porteur d'une hernie. Système nerveux très déprimé.

Le Dr Shepherd administra le chloroforme (environ 3/4 d'onces en tout, et un peu d'éther). Le malade respira assez bien et sans trop de difficulté.

Ayant examiné la tumeur herniaire, le Dr Kimmel regarda la face et vit que le malade ne respirait pas bien. Il fit attirer la tête hors du lit. Cette manœuvre soulagea le malade et facilita la réduction de la hernie. La respiration s'était arrêtée plusieurs fois pendant l'opération elle cessa subitement après la réduction. Respiration artificielle.

Le cœur examiné avant l'anesthésie était, d'après les deux médecins, dans des conditions satisfaisantes, mais le pouls, faible, battait à 48.

Observation IX (de Bardeleben, citée par le professeur Lépine.)

Femme de quarante et un ans atteinte d'une hernie étranglée. Insuffisance aortique. Pour cette dernière raison, on emploie l'éther.

Il s'était écoulé quarante-huit minutes quand le pouls est devenu mauvais. A ce moment on avait employé 420 grammes d'éther. On enlève le masque.

Au bout de trois minutes, la respiration devient plus superficielle, et après trois ou quatre inspirations faibles s'arrête. On avait déjà enlevé le masque, et dès la cessation de la respiration, pratiqué la respiration artificielle, ainsi que le massage de la région du cœur. De temps en temps on note quelques pulsations carotidiennes, mais on continue en vain pendant une heure trois quarts ces tentatives infructueuses,

Autopsie. — Ventricule gauche hypertrophié, mais revenu sur lui-même. Ventricule droit gros et vide, pas de lésions microscopiques du cœur. Poumons congestionnés.

A la discussion qui eut lieu devant la Société des Sciences médicales de Lyon, en 1894, M. le professeur Augagneur rappela un fait qu'il avait observé dix ansauparavant et proposa pour expliquer la mort un mécanisme particulier que nous aurons à étudier dans le chapitre suivant.

OBSERVATION X (de M. le professeur Augagneur).

Durant une suppléance à l'Hôtel Dieu, on lui amena un homme de soixante ans, porteur d'une hernie étranglée. Le malade respira peu d'éther. L'intestin sphacélé était réséqué quand le malade devint pâle, sans vomissements ni ronchus sonores dans les bronches.

Autopsie. — Péritonite consécutive au sphacèle, mais presque rien aux bronches ni aux poumons.

La thèse d'agrégation de Duret contient une observation de Reynier que nous reproduisons, non pas tant à cause de la physionomie particulière des accidents que pour l'état général vraiment spécial du malade.

OBSERVATION XI, de Reynier.

Homme, soixante ans, huit jours d'étranglement d'une hernie inguinale. Accidents cholériformes; pouls petit, température basse, voix brisée. Il répond encore bien aux interrogations.

On lui donne du chloroforme; quatre ou cinq inspirations seulement sont faites prudemment. Nonobstant, le pouls devient filiforme. Le malade meurt avant la fin de l'opération.

Nous rapportons le fait sans commentaires nous réservant d'y revenir ultérieurement.

C. *Accidents mortels caractérisés par la production de vomissements.* — Nous arrivons à une catégorie de faits dont la physionomie est bien spéciale. La présence de vomissements dans chacun d'eux nous a permis de les réunir dans un groupe unique qui constitue vraiment le côté le plus intéressant et vraiment caracté istique de notre sujet.

Les observations que nous avons recueillies, à part de légères variantes, reproduisent toujours le même tableau. C'est un malade dont la hernie est étranglée depuis quelque temps. L'état général est mauvais, aggravé encore par des vomissements fécaloïdes incessants. On fait l'anesthésie. Plus ou moins rapidement, la respiration devient soudain saccadée, un flot de liquide d'odeur fécaloïde s'échappe par la bouche et le malade se cyanose. On pratique aussitôt la respiration artificielle ; on fait la trachéotomie et par la canule sort ce même liquide fétide. Malgré les efforts du chirurgien et de ses aides, la mort arrive bientôt.

La scène que nous venons d'esquisser se trouve longuement décrite dans les observations ; aussi préférons-nous les citer et laisser la parole à ceux qui en ont été les témoins.

OBSERVATION XII

(Roger Williams, in *British. Med. Journ.*, 1883,
traduite de l'anglais.)

Femme de cinquante-cinq ans est admise à Middlessex-Hospital pour une hernie crurale étranglée, avec vomissements féca loïdes depuis cinquante heures. On l'apporte à la salle d'opéra tions dans un état de faiblesse et d'épuisement extrêmes.

Anesthésie obtenue d'abord avec le protoxyde d'azote et maintenue avec l'éther. Pas d'excitation au début. En quatre minutes, on obtient une anesthésie suffisante. Taxis léger.

Après les premiers essais de réduction, la malade devint soudain pâle, eut des vomissements fécaloïdes, le pouls cessa de battre, la respiration devint faible et la malade mourut bientôt.

Autopsie. — La trachée et les grosses bronches contiennent du liquide des vomissements ; on n'en trouve pas dans les petites divisions bronchiques.

Poumons légèrement congestionnés, mais sains.

Cœur flasque et dilaté, parois minces, pas d'autres altérations. Les cavités droites renferment du sang noir et fluide ; les grosses veines sont engorgées. Cavités gauches flasques et presque vides. Valvules normales. Nombreuses plaques d'athérome à la crosse de l'aorte.

Péritoine injecté spécialement au voisinage de la lésion intestinale.

Liquide grumeleux en abondance dans l'estomac, assez grande quantité d'aliments en partie digérés.

Reins, foie, rate, normaux.

La portion d'intestin étranglée comprenait environ 4 pouces de la portion terminale de l'iléon, de couleur rouge sombre. Elle avait conservé son aspect brillant.

M. le Dr Carry a relaté devant la Société des Sciences médicales de Lyon le cas suivant :

OBSERVATION XIII

(Carry, in *Lyon médical*, 1894.)

Un homme de cinquante-quatre ans entre dans le service avec une hernie inguinale étranglée. On avait fait du taxis en ville. M. Carry fit l'anesthésie : quelques irrégularités du cœur. Il sembla que la hernie était réduite après quelques tentatives modérées de taxis. Le malade se réveilla pendant la nuit ; nouveaux phénomènes d'étranglement. On donna l'éther le lendemain. L'anesthésie était complète, on avait ouvert le sac lorsqu'on vit une respiration saccadée. Un flot de liquide s'écoula par la bouche.

Respiration artificielle. Electrisation des phréniques. Traction de la langue avec une pince. Arrêt du cœur et mort.

Autopsie. — Congestion énorme des deux poumons, adhérences pleurales assez fortes.

Pas de traces de matières fécaloïdes dans la trachée, ni dans les petites bronches.

Rien au cœur. Hernie inguinale.

Dans la même communication orale, ce chirurgien raconte que quelques années plus tard il vit en ville une dame atteinte de hernie crurale étranglée. C'était une femme obèse de cinquante ans environ. Instruit par sa propre expérience il refusa l'anesthésie générale et proposa l'anesthésie locale. Le lendemain on appela M. le professeur L. Tripier. Après deux ou trois bouffées d'éther la malade mourut.

M. le Dr Teillier, dans un article consacré à cette question, rapporte l'observation suivante qu'il doit à M. le professeur agrégé Auguste Pollosson.

OBSERVATION XIV
(In *Lyon médical*, 1894, rapportée par Tellier.)

On apporte un matin à l'Hôtel-dieu, une femme âgée atteinte d'une hernie crurale étranglée depuis plusieurs jours. Etat général très mauvais.

M. Pollosson décide de faire l'opération sans anesthésie. Au moment de prendre le bistouri il fait cependant mettre le bonnet à éther sous le nez de la malade. Quelques secondes après cette femme est prise de vomissements très abondants et l'on s'aperçoit qu'elle ne respire plus.

La trachéotomie est vivement pratiquée. Un flot de liquide

jaunâtre est expulsé par la canule et la mort survient malgré tous les soins.

OBSERVATION XV

(Citée par Jacobs, in *British. med. Journal*, 1884.)

Homme cinquante-quatre ans reçu à Bristol-Infirmary pour hernie étranglée. Chloroformisation : Asphyxie, vomissements abondants, disparition du pouls.

Autopsie. — Petite quantité d'aliments sous l'orifice de la glotte

OBSERVATION XVI

(Due à l'obligeance de M. le professeur agrégé Vallas.)

Un homme atteint d'une hernie étranglée est apporté dans le service.

On donne l'éther. D'abord vomissements, puis on continue. Au bout de quelques minutes, arrêt respiratoire. Flagellation, aération, respiration artificielle. Il se produit au fond de la gorge un conflit d'air et de liquide stomacal, indiqué par un gargouillement. Le tampon introduit au fond de la bouche, ramène le liquide de vomissement.

Trachéotomie. — Il s'écoula un liquide trachéal en grande abondance. Le malade succomba quand même, le cœur ayant fini par s'arrêter.

Autopsie. — Epiplocèle pure étranglée à l'anneau crural. Le myocarde était dégénéré.

Poumons. — Deux lésions : 1° l'une récente : congestion énorme, probablement lésion asphyxique ;

2° L'autre ancienne : adhérences considérables des deux plèvres, surtout à gauche.

Pendant le mois de janvier dernier un fait analogue eut lieu dans le service de M. le professeur Poncet. L'attention ayant été attirée sur ce sujet par les précédentes commu-

nications, M. Curtillet, qui opérait la malade, a pu observer
soigneusement et analyser les accidents d'une façon
scrupuleuse. Nous devons à son extrême obligeance l'observation suivante :

OBSERVATION XVII (Inédite.)

(Due à l'obligeance de M. le professeur agrégé Curtillet.)

Hernie étranglée. — Éthérisation. — Mort pendant l'Anesthésie. — Pénétration des vomissements dans la trachée.

La malade est atteinte d'albuminurie avec œdème des membres
inférieurs, affection pour laquelle elle est entrée dans le service de
M. le professeur Bondet, salle Teissier.

Hernie ombilicale depuis dix années. Il y a trois jours,
symptômes d'étranglement avec tension de la tumeur, ballonnement du ventre et vomissements. La malade passe dans le service
de M. le professeur Poncet.

A son entrée, abdomen ballonné et légèrement douloureux, au
centre hernie ombilicale du volume d'un gros poing d'adulte. La
tumeur est irréductible, tendue, lobulée, mate à la percussion et
paraît constituée en majeure partie par de l'épiploon.

Aussitôt après son arrivée dans la salle Sainte-Anne, la malade
est prise de vomissements fécaloïdes abondants. Elle dit avoir été
à la selle tous les jours précédents, même dans la matinée ; mais
elle n'a presque pas de vents.

Un peu d'abattement général et d'oppression : le pouls est régulier et nettement perceptible.

Anesthésie à l'éther qui est administré en très petite quantité et
avec beaucoup de précautions ; au bout de quelques minutes,
M. Curtillet, agrégé, assistant de M. le professeur Poncet commence l'opération : la respiration est normale ; les réflexes cutanés
sont abolis et l'incision de la peau ne paraît réveiller aucune douleur. Elle est à peine achevée et le sac de la hernie est à peine mis
à nu que la malade a quelques hoquets et un premier vomissement

fécaloïde. L'éther est immédiatement enlevé, la tête est tournée sur le côté pour faciliter la sortie des liquides rejetés par la bouche. Les vomissements continuent plus abondants et presque aussitôt la malade présente des symptômes d'asphyxie et fait de grands efforts respiratoires.

La cyanose du visage s'accentue rapidement et l'air ne pénètre plus dans les poumons malgré de violentes contractions du diaphragme.

En présence de ces accidents, M. Curtillet songe immédiatement à la présence des vomissements dans la trachée, et, sans perdre de temps à la combattre pour la respiration artificielle il commence la trachéotomie; le pouls étant toujours perceptible et la malade soulevant fortement la poitrine. Les vomissements continuent de plus en plus abondants et sortent à la fois par la bouche et les fosses nasales. L'incision de la trachée est bientôt faite, et par l'orifice de la canule introduite, on voit aussitôt sortir des liquides semblables aux vomissements.

A ce moment, le malade présente encore des mouvements respiratoires spontanés qui ne tardent pas à s'atténuer et à disparaître complétement malgré la respiration artificielle pratiquée sans retard.

La canule pleine de liquide est nettoyée avec des écouvillons. On place la tête et le thorax dans une position déclive pour faciliter l'évacuation des liquides qui encombrent la trachée. Mais la respiration ne peut être rétablie et la malade succombe. Il s'est écoulé environ huit minutes depuis le début des accidents.

Après la mort le liquide continue à s'écouler par la bouche, les narines et la canule restée en place.

Autopsie le 26 janvier 1896. — A l'ouverture du thorax, turgidité remarquable des troncs veineux brachio-céphaliques et des veines du cou. Ligature de la trachée au-dessous de la trachéotomie et ablation simultanée de la trachée des poumons et du cœur.

Les poumons sont à l'étroit dans le thorax et aussitôt enlevés, ils se développent comme s'ils avaient été insufflés.

Leur surface est blanc grisâtre en avant et congestionnée en arrière. Deux ou trois ecchymoses sous-pleurales de faible dimension.

La trachée et les grosses bronches contiennent une certaine quantité de liquide fécaloïde, mais, en continuant la dissection, on n'en trouve plus dans les bronches de moyen calibre.

Le tissu pulmonaire crépite normalement dans presque tous ses points. La coupe en est d'un noir foncé et laisse écouler à la pression une assez grande quantité de liquide noir et visqueux, qui paraît composé par du sang mêlé à de nombreuses bulles d'air. Les fines ramifications bronchiques sectionnées sur la coupe ne laissent écouler aucun débris alimentaire à la pression.

Cœur à parois épaissies. La valvule mitrale admet à peine les pulpes réunies de l'index et du médius et présente une disposition infundibuliforme.

Foie congestionné. Reins congestionnés. A 50 centimètre du cæcum, on trouve sur l'intestin grêle l'anse étranglée, longue de 10 centimètres, limitée par deux sillons à peine marqués. Teinte ecchymostique sans trace de perforation, ni de sphacèle. Au-dessus l'intestin grêle est distendu et congestionné. Au-dessous, il est complètement vide et aplati. Dans le sac de la hernie, grande quantité d'épiploon adhérent.

L'observation suivante est un peu différente. Les vomissements n'eurent pas lieu dans les derniers instants de la vie, cependant l'autopsie démontra la présence de liquide dans la trachée.

OBSERVATION XVIII
(In *British. med. journ.*, 1878, traduit de l'anglais.)

Le malade, porteur de charbon, âgé de plus de cinquante ans, est admis à London Hospital's pour une hernie étranglée. Cet homme est bien développé et porte depuis plus de trois ans une hernie inguinale pour laquelle il n'a jamais pris de bandage. Jusqu'à quatre jours avant son entrée à l'hôpital, il n'en avait pas ressenti d'inconvénient. A ce moment il éprouva des douleurs abdominales, absence complète des selles, vomissements fréquents, devenus fécaloïdes dans les derniers temps. Sa santé générale s'était très affaiblie durant les quatre dernières années, si bien qu'il était allé consulter un médecin.

A son admission il se plaignait de fortes douleurs abdominales et de ne pouvoir réduire sa hernie.

A l'examen, il présente une large hernie scrotale, un peu tendue. Pendant qu'on l'examinait il eut un vomissement fécaloïde. On fit le taxis, mais les symptômes ne s'améliorant pas, on décida l'anesthésie. Ce fut le chirurgien de l'hôpital qui administra l'éther (pas plus d'une once en tout). L'anesthésie fut rapide et sans incident.

On procédait à l'examen local, la respiration était régulière, le pouls bon, quand soudain, six minutes après le début des inhalations, on entendit une inspiration spasmodique et le malade étouffa. La langue est immédiatement attirée dehors, mais la respiration avait cessé, bien que le pouls continuât à battre encore une demi-minute.

On fit la respiration artificielle, procédé de Silvester, mais aucune inspiration spontanée n'eut lieu. Pendant cette manœuvre un peu de liquide fécaloïde arriva jusque dans la bouche. Après un quart d'heure tous les efforts furent jugés inutiles.

Autopsie. — Ventricule gauche contracté. Pas de lésion du cœur.

Poumons extrêmement congestionnés; matières fécales dans l'œsophage et le larynx, mais pas dans les poumons.

Foie sain. Reins légèrement granuleux, pas congestionnés.

La portion d'intestin grêle qui avait été étranglée mesurait 20 pouces de longueur; très congestionnée. Commencement de péritonite à ce niveau.

D. *Accidents mortels tardifs.* — A côté des cas précédents où la mort est pour ainsi dire instantanée et frappe le malade sur la table d'opération, nous avons recueilli des faits dans lesquels l'issue fatale est retardée. Le réveil n'est point complet, les malades restent sous l'influence de l'anesthésique, le pouls est filiforme, la respiration superficielle. Une ou plusieurs heures après ils succombent. Telle est l'observation de Reynier.

OBSERVATION XIX

(Reynier, cité par Duret, *in* th. Ag. 1880).

Hernie ombilicale; 10 jours d'étranglement moyennement serré. — Petitesse du pouls. — Refroidissement. — Facies cyanosé.

Quelques inspirations de chloroforme suffisent pour l'endormir, mais l'opération était à peine commencée que le pouls devenait imperceptible, la respiration moins fréquente.

L'opération se termine cependant, mais une heure après la malade était morte sans que le pouls fût redevenu sensible.

OBSERVATION XX

(*The Lancet*, 1893).

Une femme de quarante-six ans souffrant d'une hernie étranglée était reçue dans Cottage-Hospital. Anesthésie. Herniotomie. La malade ne se remit pas complètement des effets de l'éther. Mort deux heures après.

Robert rapporte un cas où le malade se réveilla complètement, mais mourut brusquement quatre heures après l'anesthésie.

OBSERVATION XXI (Résumée).

(Robert in *Bull. Acad. Méd. Paris*, t. XIV).

G. M...., quarante-neuf ans, maquignon. Hernie inguinale étranglée depuis deux jours et demi. Vomissements fécaloïdes. Plusieurs tentatives infructueuses de taxis.

Chloroformisation. Excitation très violente. Résolution musculaire au bout d'une demi-heure seulement. Taxis sans résultat. Herniotomie.

Réveil après l'opération : pouls petit et fréquent ; abattement ; un peu de délire ; pour cette dernière raison on lui met la camisole. Au bout d'une heure, sa raison était complètement revenue. Il but à plusieurs reprises, il était calme et ne se plaignait de rien. Une demi-heure après l'infirmier le trouvait mort dans son lit.

Autopsie. — Cou et face violacés. Cerveau et méninges fortement injectés. Poumons souples et crépitants. Dans le cœur droit et gauche grande quantité de sang noir et à demi coagulé.

Pas de péritonite. Hernie formée par le cæcum, pas de sac ; l'appendice iléo-cæcal formait un demi-collier autour de la terminaison de l'intestin grêle.

L'observation de Trélat est bien différente et d'une interprétation difficile.

OBSERVATION XXII
(Trélat, in *Bull. Soc. Chir.*, 1871).

Homme, quarante-six ans. Bonne constitution. Hernie crurale étranglée. Taxis pendant dix à quinze minutes sans résultat. Application d'une bande de caoutchouc. Pendant l'anesthésie, phénomènes marqués de cyanose. Etat normal au moment du réveil. La cyanose reparaît deux heures après. Ventre ballonné, vomissements, sueurs visqueuses. Face et corps violets, peau remarquablement froide. Mort une heure après le retour de la cyanose.

Autopsie. — Péritonite généralisée ne semblant pas remonter à plus de quarante-huit ou soixante heures.

Pincement de l'intestin par le collet d'un sac dont la cavité est vide. Emphysème des deux poumons. Cavités droites du cœur dilatées, myocarde sain. Liquide sous-arachnoïdien un peu abondant. Système veineux rempli de sang pris en gelée, pas de caillot embolique.

§ 2. — ACCIDENTS NON MORTELS

Les alertes ne sont pas toujours aussi terribles et malgré des symptômes pouvant faire croire à une mort prochaine, le chirurgien peut assister au retour à la vie du malade.

L'observation suivante de Tschmark en est un exemple.

OBSERVATION XXII (Tschmark, *in Deutsche med. Wochensch.*, 1894, traduite de l'allemand).

Femme de quarante-quatre ans fut anesthésiée pendant quarante-cinq minutes pour une herniotomie. On employa 100 grammes d'éther. L'anesthésie était tranquille parfois même superficielle, la malade étant à demi-éveillée.

Pendant le dernier quart-d'heure de l'opération elle ne reçut plus d'éther. La suture fut faite dans un demi-sommeil. Le pansement était terminé, la malade s'était encore violemment agitée, quand, avant le réveil, la respiration devint tout à coup superficielle et le pouls à peine perceptible. Après l'emploi des moyens ordinaires et le massage de la région précordiale la malade se remet un peu. Le pouls cependant restait faible et la respiration peu énergique. Les réflexes aussi bien que les mouvements de défenses furent conservés pendant tout le temps du collapsus.

Après trois quarts d'heure, la malade était complètement revenue. Le pouls était plein et fort.

§ 3. — DIFFÉRENTS TYPES CLINIQUES D'ACCIDENTS

Il est utile croyons-nous, pour fixer les idées, de dégager

parmi les nombreux faits que nous venons de citer, quelques types cliniques auxquels on puisse ramener les divers cas particuliers.

Et d'abord il en est un qui n'est point spécial à notre sujet. C'est celui de la mort pour ainsi dire instantanée, survenant avant même la pénétration des vapeurs anesthésiques dans les poumons, au moment où l'on approche la compresse ou le masque de la figure du malade ; désastre bien plus fréquent avec le chloroforme qu'avec l'éther. Nous voulons parler de la syncope primitive laryngoréflexe, trop bien décrite dans les auteurs pour que nous la retracions ici (obs. I).

Pour les autres cas, un symptôme de premier ordre par l'importance qu'il prend en l'espèce, c'est-à-dire la production de vomissements, nous a permis de constituer deux grands groupes, à chacun desquels correspondra un type clinique spécial.

Dans le premier, les malades ont succombé sans avoir eu de vomissements au moment des accidents mortels. Voici les phénomènes tels qu'ils se succèdent. L'état général est des plus mauvais, l'affaiblissement extrême (obs. IV, XI). Le système nerveux participe à la dépression (obs. VIII). Il y a des vomissements fécaloïdes (obs. V, VII, XII). Dans un cas de Reynier il y avait des symptômes cholériformes. En présence d'une situation si critique on décide une intervention, et on fait l'anesthésie.

La respiration, jusque-là régulière, présente, à un moment donné, des intermittences, devient stertoreuse et cesse complètement après quelques inspirations de plus en plus faibles. D'autres fois le patient, après une violente agitation, fait des mouvements respiratoires désordonné

qui se terminent bientôt par un spasme tonique définitif
des muscles thoraciques. Le cœur lui aussi se trouble, ses
battements faiblissent peu à peu. Après quelques pulsations
à peine sensibles, le pouls n'est plus perçu. La syncope
finale peut arriver brusquement sans être annoncée.

On s'empresse autour du malade ; on met en usage tous
moyens habituels : respiration artificielle, massage de la
région précordiale, tractions rythmées de la langue, trachéotomie. De faibles reprises de la respiration, quelques
légères pulsations viennent parfois donner une lueur d'es-
poir, mais c'est en vain qu'on épuise les ressources de l'art.

Les accidents sont plus ou moins précoces ; ils éclatent
dès la première période de l'anesthésie ou seulement au
moment de l'opération, alors que la sensibilité a depuis
longtemps disparu. C'est au physiologiste de préciser le
moment et de leur assigner, suivant la date, un mécanisme
spécial. Le clinicien ne peut que les observer, tâcher de
les prévenir, et surtout les combattre.

Leur évolution est plus ou moins rapide, elle peut surprendre le chirurgien, sans lui laisser le temps d'intervenir ou bien présenter des rémissions. En combinant de
diverses manières ces quelques éléments, il est facile de reconstituer la plupart des cas particuliers.

Dans notre second groupe le type clinique est tout autre.
L'apparition de vomissements fécaloïdes imprime aux accidents une marche spéciale.

Ici ce sont des malades parvenus à une période très
avancée de l'étranglement herniaire (50 heures dans le
cas de R. Williams), en proie à des vomissements incessants. La malade de M. Curtillet en eut un au moment de
l'examen. La faiblesse et l'épuisement sont extrêmes. On

donne l'éther ou le chloroforme et voici la scène à laquelle ou assiste.

Une nausée se produit, les muscles abdominaux se contractent violemment et par la bouche s'écoule un flot de liquide fétide. Aussitôt la respiration devient gênée, le malade se cyanose et fait de grands efforts inspiratoires. On enlève immédiatement l'anesthésique, et l'on fait la trachéotomie. Par la canule s'échappe du liquide des vomissements, parfois en telle abondance que M. Vallas, dans un cas semblable, crut avoir pénétré dans l'œsophage.

La respiration artificielle provoque à chaque mouvement l'issue du contenu trachéal et c'est en quelque sorte désarmé que le chirurgien assiste à l'asphyxie de son malade. Le pouls continue à battre un instant puis s'arrête.

Le début des phénomènes asphyxiques n'est point toujours contemporain de l'apparition des vomissements, et de ce fait l'aspect clinique est un peu modifié. Dans quelques cas des troubles respiratoires ou cardiaques ouvrent la scène. Brusquement le malade pâlit, l'aide chargé du pouls ne le sent plus battre sous son doigt. Ou bien on entend une respiration spasmodique, le thorax ne se contracte plus et le sujet se cyanose. C'est à ce moment que de la bouche s'écoule un flot de liquide fécaloïde. En présence de tels accidents, on met en œuvre tous les moyens ordinaires de rappel à la vie. Pendant la respiration artificielle on peut entendre au fond de la gorge un gargouillement indice d'un conflit entre l'air et le liquide. C'est pendant cette manœuvre que dans une observation a eu lieu la régurgitation du contenu stomacal et sa pénétration dans la trachée. Dans un cas, l'ouverture du sac herniaire semble avoir été le point de départ des accidents.

Il était utile de bien insister sur le moment précis de la production des vomissements, car bien qu'au point de vue clinique cette notion ait une moindre importance, elle jouera cependant au chapitre de pathogénie un rôle de premier ordre.

A l'autopsie on trouve une congestion pulmonaire intense. L'œsophage, la trachée, les grosses bronches quelquefois, contiennent du liquide des vomissements ; on n'en trouve jamais aucune trace dans les petites divisions bronchiques et les alvéoles.

Telle est la complication la plus terrible à laquelle prédispose l'étranglement herniaire. Dans le premier groupe on voit des syncopes mortelles favorisées par l'état de collapsus du sujet ; dans cette seconde catégorie, un autre élément non moins difficile à combattre vient s'ajouter pour produire l'issue fatale.

Les cas d'accidents tardifs ne sont point assez nombreux pour nous permettre de tracer un type clinique général. Deux malades ne se réveillèrent pas complètement (obs. xix-xx). Le pouls après l'anesthésie persista filiforme, la mort arriva chez l'un, deux heures après, chez l'autre une heure après. Le malade de Robert eut une syncope mortelle quatre heures après le réveil complet, celui de Trélat succomba avec des phénomènes de cyanose trois heures après.

Tableau général des cas de mort dus à l'anesthésie chez des malades porteurs de hernies étranglées.

Nom de l'auteur	Année	Sexe et profession	Age	Variété de hernie	Date de l'étranglem⁺	Anesthésique employé	Nature des accidents	Moment de la mort	Autopsie
Chevillet	1806	Femme.	49	Ombilicale.	3 jours.	Ether.	Asphyxie par pénétration dans la trachée du liquide de vomissements.	Au commencement de l'opération.	Liquide dans la trachée et les grosses bronches.
Vallas	1894	Homme.	»	Crurale.	Pas précisée.	—	Vomissements : Arrêt de la respiration.	Au commencement de l'anesthésie.	Congestion énorme des poumons. Adhérence pleurales anciennes à gauche.
Garry	1894	Homme.	54	Inguinale.	—	—	Troubles respiratoires. Vomissements.	Pendant l'opération, après l'ouverture du sac.	Congestion des deux poumons, adhérences pleurales assez fortes.
Augagneur	1884	Homme.	60	Pas indiquée.	—	—	Syncope cardiaque.	Après résection de l'intestin sphacélé.	Rien aux bronches ni aux poumons.
Pollosson	»	Femm	âgée	Crurale.	Plusieurs jours.	—	Vomissem⁺ⁱ très abond⁺ⁱ : arrêt de la respiration.	Après une ou deux inhalations.	Pas d'autopsie.
Julliard	1891	Homme. Maçon.	28	Pas indiquée.	Depuis la veille.	Chloroforme.	Syncope primitive.	Après les premières inhalations.	Pas d'autopsie.
Charring-Cross-Hospital	1876	Homme. Aubergiste	38	Inguinale.	Pas précisée.	—	Pâleur, faiblesse du pouls, respiration stertoreuse. Mort.	Après quelques inhalations.	—
British medical journal.	1877	Homme.	69	Pas indiquée.	3 jours.	Ether.	Syncope cardiaque.	Pas spécifié.	Liquide muco-purulent dans les bronches.
Roger Williams	1883	Femme.	55	Crurale.	50 heures.	Protoxyde d'azote, puis éther	Pâleur, vomissements, arrêt du cœur et de la respⁱᵒⁿ.	Après les premiers essais de taxis.	Liquide des vomissem⁺ⁱ dans la trachée et les g. bres
The Lancet	1892	Homme.	32	Pas indiquée.	Pas précisée.	Chloroforme.	Syncope.	Avant l'anesthésie complète.	Pas d'autopsie.

Nom de l'auteur	Année	Sexe et profession	Age	Variété de hernie	Date de l'étrangl.	Anesthésique employé	Nature des accidents	Moment de la mort	Autopsie
Reeve	1892	Homme.	30	Pas indiquée.	3 heures.	Chloroforme.	Syncope respiratoire.	Après réduction de la hernie.	Pas d'autopsie.
British medical Journal. . .	1894	Homme. Aubergiste	54	Inguinale.	Pas précisée.	Ether et chloroforme.	Syncope respiratoire.	Avant l'opération.	—
Reynier . . .	»	Homme.	60	—	8 jours.	Chloroforme.	Le pouls devient filiforme, puis mort.	Pendant l'opération.	—
Reynier . . .	»	»	»	Ombilicale.	10 jours.	—	Collapsus.	Une heure après opération.	—
Quain	1853	Femme.	40	Crurale.	2 jours 1/2.	—	Excitation violente troubles respiratoires, arrêt du cœur.	Au milieu de l'anesthésie.	Cœur graisseux, sérosité incolore dans péricarde.
Jacobs	1884	Homme.	54	Pas indiquée.	Pas précisée.	—	Vomissements abondants. Asphyxie.	Pas spécifiée.	Parcelles alimentaires sous la glotte.
The Lancet . .	1893	Femme.	46	—	—	Ether.	Persistance des effets de l'éther. Collapsus.	Deux heures après.	Pas d'autopsie.
Duret	1882	Homme.	32	—	—	—	—	Mort pendant l'opération.	Gangrène de l'anse herniée.
Denonvilliers .	1849	»	»	—	—	Chloroforme.	Syncope.	Après 14 au 15 inhalations.	Pas d'autopsie.
British medical Journal . .	1878	Charbonnier.	plus de 50	—	4 jours.	Ether.	Syncope respiratoire.	Au moment de l'examen local.	Matières fécaloïdes dans l'œsophage et la trachée.
Robert . . .	1849	Maquignon	49	Inguinale.	2 jours 1/2.	Chloroforme.	Excitation violente pendant l'opération. Syncope.	4 heures après opération.	
Trélat	1871	Homme.	46	Crurale.	Pas précisée.	»	Cyanose.	Deux heures après opération.	

CHAPITRE III

Accidents de l'anesthésie générale chez les malades affectés d'occlusion intestinale.

L'état pathologique des malades atteints d'occlusion intestinale est si voisin de celui des sujets porteurs d'une hernie étranglée que nous allons retrouver les mêmes phénomènes morbides. La production de vomissements vient également compliquer l'anesthésie, et donner aux accidents leur caractère particulier. Voici comment les choses se passent. Un malade souffre d'une occlusion intestinale depuis plusieurs jours déjà : arrêt complet des matières et vomissements fécaloïdes. L'état général devenant à chaque instant plus mauvais, on décide soit une colotomie, soit une laparotomie. L'anesthésie a lieu, d'abord tranquille, puis subitement se produit une alerte : le malade respire mal, aussitôt survient un vomissement abondant et d'odeur fétide. Quelques inspirations faibles et irrégulières ont encore lieu, puis le malade cesse de respirer en dépit de la trachéotomie et de la respiration artificielle que l'on s'efforce de continuer. C'est à peu près le récit que nous voyons détaillé dans les observations qui suivent.

OBSERVATION XXIV (résumée).

Tellier, in *Lyon médical.*

Occlusion intestinale. Ethérisation pour la laparotomie. Vomissements. Asphyxie.

Homme, ordinairement bien portant, sans antécédents dignes d'être notés, pas de constipation habituelle. Début des accidents il y a six jours par des douleurs d'abord peu marquées et bientôt aiguës, dans la région de l'épigastre. Apparition des vomissements le premier jour à midi; dès le soir même, ils avaient l'odeur fécaloïde et ont persisté depuis avec ce même caractère. Le facies n'est pas très altéré, les traits sont cependant tirés, sans exprimer d'angoisse. Le pouls n'est pas très fort, mais régulier, peu accéléré; mais nettement perçu. Pas de dyspnée. Le ventre est ballonné mais sans exagération et uniformément dans toute son étendue. Température de 37°4 le matin et 37°8 le soir. L'état général étant assez bon pour permettre une intervention immédiate, celle-ci est pratiquée sur le champ.

Anesthésie à l'éther. Au bout de sept à huit minutes, incision sous-ombilicale. A ce moment, le malade est pris de vomissements. Je fais pousser l'anesthésie pour éviter l'issue au dehors des anses intestinales qui apparaissent distendues et injectées. Au bout de deux ou trois minutes l'opération est continuée, et, après avoir fait disparaître la cause de l'étranglement (bride mésentérique), on se prépare à refermer le ventre.

A ce moment le Dr Fabre prévient que le pouls jusqu'alors assez bon a faibli et qu'il faut se hâter. On cesse l'emploi de l'éther, la suture est terminée et l'on commence le pansement.

Tout était à peu près fini quand le malade est pris de vomissements abondants. Il se cyanose en même temps et ne respire bientôt plus quoique le cœur batte toujours. Le pouls est très nettement perceptible. Rapidement on attire la langue au dehors, on place la tête très basse et on commence la respiration artificielle au moyen de l'élévation des bras. Il s'écoule par la bouche une certaine quantité de liquide fécaloïde. Un aide introduit aussi profondément que possible dans le pharynx des tampons-éponges montés sur une pince. La manœuvre est répétée au moins trente à quarante fois et chaque fois le tampon revient imbibé d'un liquide dont l'odeur est extrêmement fétide. Pendant ce temps, la respiration artificielle n'a pas cessé d'être pratiquée.

Comme on remarque qu'elle n'est pas suivie d'introduction d'air dans les voies respiratoires, on fait rapidement la trachéotomie, d'autant plus rapidement qu'il ne s'écoule pas une goutte de sang ; on fait l'aspiration à travers la canule, mais sans rien amener.

Malgré l'élévation des bras et les manœuvres sur le thorax, l'air ne pénétrant pas toujours dans le poumon, on fait de l'insufflation à travers la canule comme dernière ressource, et sans se dissimuler que ce moyen est mauvais puisqu'il a pour conséquence de refouler du liquide dans les bronches. Tout fut inutile. L'opération avait duré demi-heure et le traitement de l'asphyxie fut prolongé de trois quarts d'heure à une heure.

Autopsie. — On ne trouve plus trace de l'étranglement. Les poumons sont nettement congestionnés, mais il n'y a pas de liquide dans la trachée ou les bronches.

Nous avons cru utile de citer presque textuellement cette observation, à cause du soin minutieux et de la rigoureuse exactitude avec lesquels sont décrits les accidents. Les cas suivants, que nous avons trouvés dans le *British medical journal* et le *Lancet*, offrent, avec quelques points spéciaux, une physionomie générale à peu près identique.

OBSERVATION XXV

Traduite de l'anglais, Mackinnon (in *British. med. journ.*,
22 octobre 1892).

*Obstruction intestinale. Anesthésie. Arrêt de la respiration.
Vomissements. Mort.*

Madame A...., veuve, environ cinquante ans, reçue à Guelph
General Hospital avec symptômes d'obstruction intestinale aiguë.
Le lendemain de son entrée, son état étant critique, on décide de
l'examiner sous anesthésie et de l'opérer s'il est nécessaire.

On versa soigneusement sur une compresse un mélange de
chloroforme et d'éther. Il y eut des efforts qui cessèrent bientôt et
on obtint une anesthésie suffisante. La respiration était pleine-
ment satisfaisante.

Après une exploration extérieure et un toucher rectal, qui prirent quelques minutes, on convint de faire une incision explora-
trice. Au moment de la faire, on s'aperçut que la malade était en
partie réveillée et l'on donna quelques gouttes du mélange anesthésique.

Subitement la respiration cessa, à ce moment le pouls était
régulier et suffisamment ample. Au moment où l'on élevait les
pieds de la table d'opération, la malade vomit une grande quantité
de liquide noir et grumeleux. La respiration artificielle fut continuée pendant une demi-heure. Injection hypodermique de
Brandy. On essaya en vain tous les autres moyens. Deux ou trois
soupirs convulsifs eurent lieu à de longs intervalles.

A l'autopsie on trouva une tumeur maligne de l'S iliaque obs-
truant totalement la lumière de l'intestin.

Observation XXVI

Hartley (in *the Lancet*, 1880, traduit de l'anglais.)

Obstruction intestinale. — Éthérisation. — Vomissements.
Arrêt respiratoire.

Gentleman, soixante-six ans, présentant des symptômes d'obstruction intestinale complète, siégeant soit dans la portion la plus basse du côlon descendant, soit dans l'S iliaque. Colotomie lombaire.

Avant le commencement de l'opération, on le coucha sur un lit, la tête et les épaules soutenues par des coussins et respirant régulièrement et sans effort. Rien au cœur ni aux poumons. Le pouls plutôt faible et petit ne l'était pas d'une manière excessive. Aucune contre-indication à l'éthérisation ; on enleva quelques dents artificielles.

L'éther fut administré avec le plus petit appareil Clover Le malade le respira sans hésitation ni résistance. En deux minutes il fut complètement anesthésié. On le mit alors sur le côté gauche et cinq minutes après les premières inhalations, on faisait l'incision cutanée. L'inhalateur avait été retiré complètement de temps en temps.

Dix minutes après le commencement de l'opération et comme je comptais le pouls carotidien qui battait toujours et plutôt avec plus de force qu'au début de l'opération, le malade eut un vomissement et rejeta une certaine quantité de liquide brunâtre, avec forte odeur de brandy.

Il eut ensuite une inspiration profonde, une ébauche de vomissement, sa tête retomba en arrière sur le coussin et il mourut. Il eut encore un soupir convulsif pendant la respiration artificielle.

En explorant l'arrière-gorge rapidement, on ne trouva aucun obstacle mécanique à la respiration, et en dépit d'un prompt retour à la respiration artificielle et aux divers autres moyens, on ne put le rappeler à la vie.

On avait employé un peu plus d'une once d'éther. Pas d'autopsie.

OBSERVATION XXVII

(Jacobs, in *British med. Journal*, 1885.)

Femme de quarante-trois ans, souffrant d'une obstruction intestinale aiguë est reçue à Leds-Infirmary pour subir une colotomie. La malade avait des vomissements incessants. Pendant l'anesthésie, une petite quantité de liquide passa dans la trachée. Malgré la trachéotomie, l'asphyxie eut lieu.

Les deux observations que nous allons reproduire n'ont plus cette physionomie caractéristique. Ce sont des malades arrivant à l'hôpital dans un état général excessivement mauvais. Depuis plusieurs jours déjà ils souffrent d'une obstruction intestinale, et ont à chaque instant des vomissements. Ils succombent sous l'anesthésie.

OBSERVATION XXVIII

(Roger Williams, in *British med. Journ.*, 5 mai 1893.)
Traduit de l'anglais.

Femme de cinquante-deux ans, arrive à l'hôpital dans un état de faiblesse et d'épuisement excessif, avec un cancer du rectum causant des vomissements incessants et autres symptômes d'obstruction intestinale. Début des accidents il y a cinq jours.

Peu après son entrée elle est anesthésiée à l'éther avec l'appareil de Clover, dans le but de faire une colotomie lombaire.

L'intestin était facilement découvert quand le malade mourut subitement avant que l'opération put être poussée plus loin.

C'est à la thèse de Comte que nous empruntons le cas suivant :

Observation XXIX

(in thèse Comte)

Homme de soixante-cinq ans. Laparatomie pour étranglement interne. Mort à la fin de l'opération. Le malade était très épuisé et le pouls presque imperceptible avant l'éthérisation.

M. Delore a rapporté à la Société des sciences médicales, un cas de sa pratique. Il s'agissait d'un homme de soixante ans; atteint d'occlusion intestinale. Il mourut subitement pendant l'éthérisation.

Dans un article d'Obalinski, traduit par Haussmann dans les *Archives de médecine*, nous avons trouvé plusieurs observations que nous ne reproduisons pas, mais qui nous ont paru se rattacher à notre sujet. L'auteur, il est vrai, semble voir dans le choc opératoire seul la cause de la mort. Mais, à notre avis, chez des sujets dans un état aussi précaire, l'anesthésie n'a pu que précipiter la marche des événements, et de fait quelques-uns sont morts pendant l'intervention.

En résumé, dans l'obstruction intestinale, comme dans l'étranglement herniaire, nous nous trouvons en présence de deux types cliniques d'accidents. Le premier est caractérisé par la production de vomissements abondants et leur pénétration dans les voies respiratoires, le second reproduit fidèlement le tableau de la syncope respiratoire tertiaire. La description que nous avons faite au chapitre précédent nous dispense d'insister plus longuement.

Tableau général des cas de mort survenus pendant l'anesthésie chez des malades atteints d'occlusion intestinale.

Nom de l'auteur	Année	Sexe et profession	Âge	Date de l'obstruction	État du malade au moment de l'anesthésie	Anesthésique employé	Nature des accidents	Moment de la mort	Autopsie
Tellier. . . .	1894	Homme.	»	6 jours	Pouls faible, mais nettement perçu, pas de dyspnée	Éther.	Vomissements abondants. Cyanose. Le pouls continue encore à battre quelques instants.	A la fin de l'opération.	Poumons congestionnés, pas de liquide dans la trachée ni les bronches.
Hartley . . .	1880	Gentleman.	66	Plusieurs jours	Mauvais.	—	Vomissements abondants suivis d'une inspiration profonde, puis mort.	10 minutes après le commencement de l'opération.	Pas d'autopsie.
Roger Willams.	1883	Femme.	52	5 jours.	Faiblesse excessive.	—	Mort subite.	Pendant opération	—
Mackimon . . .	1892	Veuve.	50	Obstruction partielle depuis plusieurs mois et devenue aiguë.	Mauvais.	Éther et chloroforme.	Syncope respiratoire.	Au début de l'opération.	—
Jacobs	1885	Femme.	43	Pas précisée.	Vomissements incessants.	Éther.	Vomissements	Pendant l'anesthésie.	—
Comte	1882	Homme.	65	—	Pouls presque imperceptible.	—	Liquide passe dans trachée.	A la fin de l'opération.	—
Delore	»	Homme.	60	—		—	Pas spécifiée.		

CHAPITRE IV

Physiologie pathologique des accidents.

Pour expliquer le mode de production des accidents
dont nous avons été témoin dans les observations qui
précèdent, il faut connaître d'une part l'agent anesthésique, éther ou chloroforme, et son mode d'action : de l'autre
l'organisme que cet agent doit modifier, c'est-à-dire l'état
général d'un malade atteint de hernie étranglée ou d'obstruction intestinale. Ces deux notions sont indispensables
pour arriver à la solution du problème.

§ 1. — PHYSIOLOGIE GÉNÉRALE DE L'ANESTHÉSIE

La substance anesthésique est une substance toxique,
c'est même à cette propriété qu'elle doit son action spéciale. En pénétrant dans l'économie, elle en modifie tous
les éléments. Sans avoir d'action élective, elle manifeste

cependant ses premiers effets suivant une loi physiologique, sur les organes les plus élevés dans la hiérarchie.
Les centres nerveux sont donc les premiers impressionnés
et suivent encore la loi de subordination, les hémisphères
cérébraux d'abord, la moelle ensuite, le bulbe enfin sont
successivement frappés de paralysie fonctionnelle. A cha-
cune de ces étapes correspond une période spéciale plus
ou moins marquée, plus ou moins longue suivant les cas
de l'anesthésie. C'est ainsi que tous les auteurs s'accordent à distinguer :

1° Une période cérébrale, caractérisée par la production du sommeil (suspension des fonctions des hémisphères) ;

2° Une période médullaire, marquée d'abord par la
perte de la sensibilité (paralysie de l'élément œsthésodi-
que de la moelle) puis par la disparition de la contraction
musculaire (paralysie de l'élément kinésodique de la
moelle — résolution musculaire). C'est le moment chirurgical, celui qu'il faut attendre pour commencer l'intervention ;

3° Une période bulbaire, caractérisée par la paralysie
des noyaux gris du bulbe. C'est la mort, terme ultime de
l'action physiologique que le chirurgien ne doit pas atteindre.

Pour interpréter les réactions du sujet, et régler ainsi
sa ligne de conduite, il faut avoir présentes à l'esprit les
lois qui régissent l'action de la substance anesthésique.
C'est d'abord le principe des périodes ou d'action succes-
sives qui fixe l'ordre d'envahissement des centres nerveux ; le principe de l'excitation préparalytique, qui se
traduit à chaque periode par des phénomènes spéciaux :

incohérence des idées, hallucinations, contractions musculaires violentes ; enfin le principe de la prédominance des
effets modérateurs.

L'élément nerveux n'est point le seul atteint comme
nous le disions plus haut. L'influence de l'éther ou du
chloroforme se fait sentir sur toute l'économie. On note
un appauvrissement du sang en oxygène et un excès
d'acide carbonique pendant l'anesthésie confirmée ; l'exagération au début, puis la diminution de la sécrétion salivaire ; un abaissement thermique quelquefois assez marqué surtout avec l'éther. Le type respiratoire est modifié,
la force expensive du thorax amoindrie, l'effort expiratoire
très notablement atténué.

Ce tableau, en quelque sorte idéal, est en pratique cons-
tamment modifié. Soit imprudence, soit mauvaise méthode,
des alertes et mêmes des accidents mortels se produisent.
Etant toxique, l'agent anesthésique n'est pas exempt de
dangers, aussi le chirurgien doit-il les connaître pour
être à même de les éviter et de les combattre. Rappelons-
les sommairement.

Dastre [1] distingue cinq causes de mort par le chloroforme : la syncope respiratoire primitive, la syncope respiratoire bulbaire ou secondaire ; et les deux syncopes cardiaques correspondantes. Enfin un accident d'abus :
l'apnée toxique, syncope respiratoire parésique ou adyna-
mique.

Raphaël Dubois [2] signale une syncope cardiaque d'origine cérébrale ou psychique, survenant dès le début chez

[1] Dastre, *Les Anesthésiques*, Paris, 1890.
[2] Dubois, *Anesthésie physiologique*.

des sujets pusillanimes, redoutant l'opération d'une façon exagérée. L'arrêt du cœur peut se produire également par obstacle mécanique pendant un changement subit dans l'état statique du corps.

Ajoutons enfin la syncope cardiaque réflexe, pouvant survenir dès le début de l'opération, au moment de la première incision, surtout si l'anesthésie n'est point encore complète, ou dans le cours de l'opération sous l'influence de l'excitation violente d'un nerf sensitif.

Pendant le cours de l'éthérisation ou de la chloroformisation, ont lieu quelquefois des alertes dues à des causes diverses et pouvant favoriser soit l'asphyxie, soit l'arrêt du cœur. Tels sont les vomissements, la sécrétion salivaire exagérée, les spasmes des muscles respiratoires, la pénétration dans la trachée de parcelles alimentaires ou de sang.

Après l'anesthésie, le malade n'est point encore à l'abri de tout danger, on peut voir survenir une syncope tardive, des vomissements rebelles, des complications broncho-pulmonaires, un refroidissement persistant ou même progressif.

Nous avons emprunté aux travaux de Dastre et Raphaël Dubois les éléments de cette rapide étude.

§ 2. — ETAT DES MALADES SOUMIS A L'ANESTHÉSIE

Nous ne voulons point faire une description clinique de l'étranglement herniaire, et de l'occlusion intestinale, mais simplement rappeler la condition précaire de nos malades, et mettre en lumière quelques points particuliers qui nous seront d'une grande utilité pour la discussion qui va suivre :

Le malade dont la hernie vient de s'étrangler ne tarde pas à éprouver une sensation générale de malaise, de l'agitation ou bien une anxiété très grande. La petitesse du pouls, des tendances à la syncope indiquent la dépression des forces. Les vomissements apparaissent plus ou moins tôt suivant les sujets, suivant la constriction plus ou moins forte qu'éprouve l'intestin, d'abord alimentaires puis bilieux, ils deviennent rapidement fécaloïdes. A ce moment la situation n'est point encore sérieusement compromise si une intervention vient faire disparaître la cause des accidents.

Supposons les choses abandonnées à elles-mêmes, et c'est le cas de nos malades, le tableau va devenir à chaque instant plus inquiétant. Les vomissements deviennent rapidement incessants et parallèlement on constate une aggravation de l'état général. Les vives douleurs du début ont perdu de leur acuité, mais l'intestin est paralysé et le ventre se ballonne. Les traits du visage sont tirés, les joues se creusent, le nez s'effile et la voix s'éteint, la température est basse, le pouls à peine sensible, les urines rares, quelquefois albumineuses. Le malade néanmoins a conservé toute sa conscience, il répond encore aux questions qu'on lui pose, et assiste en quelque sorte aux diverses phases de son agonie. Les formes cliniques peuvent varier à l'infini, mais nous avons étudié les principaux symptômes qu'il importe de retenir. Notons cependant l'existence dans certains cas d'une sorte de choléra herniaire, où une véritable algidité se trouve associée aux vomissements.

L'étranglement interne — volvulus, coudure, invagination, constriction par une bride — a la même physionomie clinique ; nous ne pourrions que répéter ce que nous venons d'exposer.

Dans l'obstruction intestinale — corps étrangers, tumeurs de l'intestin, coprostase — les accidents sont moins rapides. Après une période variable d'obstruction partielle, le cours des matières est subitement arrêté. Alors apparaissent les vomissements, le ballonnement du ventre et la dépression générale. Le tableau devient le même que précédemment : les extrémités se refroidissent, se cyanosent et la peau se couvre de sueur. La mort survient avec des signes d'asphyxie progressive.

A quoi sont dus ces accidents ? Les uns ont une origine nerveuse, les autres sont d'ordre toxi-infectieux.

Au niveau de l'étranglement, les filets nerveux de l'intestin sont fortement comprimés et subissent de ce fait une irritation qui se transmet non seulement au sympathique abdominal, mais aussi au bulbe et à la moelle. De là, toute une catégorie de symptômes nerveux réflexes, tels que : faiblesse musculaire, faiblesse du pouls, accélération de la respiration, anxiété, hypothermie, cyanose, suppression des urines, crampes dans les muscles des membres.

L'intestin, après les contractions violentes qui causent de si vives douleurs aux patients, demeure bientôt paralysé et se laisse distendre outre mesure.

Au niveau de la paroi intestinale enflammée se passent des phénomènes d'un autre ordre. Grâce aux modifications subies par les tuniques, les nombreux microbes, hôtes habituels de l'intestin, parviennent à les traverser et arrivent dans le péritoine. En trop petite quantité pour provoquer une réaction inflammatoire de la séreuse, ils sont cependant absorbés et pénètrent ainsi dans l'économie où ils vont provoquer des complications viscérales, pulmonaires (Verneuil) et rénales. Telle est la conception de la septicémie péritonéo-intestinale qu'admettent un grand nombre d'auteurs [1].

Mais, dans quelques cas, il paraît y avoir non plus une infection, mais une intoxication, la stagnation des matières fécales au niveau de l'étranglement favorisant la résorption des produits toxiques sécrétés par les bactéries de l'intestin dont la virulence est du reste exaltée.

§ 3. — PHYSIOLOGIE PATHOLOGIQUE DES ACCIDENTS

Tâchons maintenant d'interpréter le mécanisme des accidents en utilisant les notions que nous venons d'acquérir. Quelle est leur nature ? Sont-ils provoqués par l'anesthésie, favorisés dans leur production par l'état spécial des sujets ? Ou bien sont-ce simplement des accidents de nature banale, mais prenant un caractère particulier de gravité par leur coïncidence avec l'anesthésie ?

Trois causes paraissent entrer en jeu. Les accidents peuvent être de nature réflexe, ou bien toxique, enfin les malades peuvent succomber à une véritable asphyxie produite par l'obstruction du larynx et de la trachée.

A. *Accidents de nature réflexe.* — L'observation Ire

[1] Berger, *Traité de chirurgie*, art. de *l'étranglement herniaire*.

nous montre une syncope laryngo-réflexe du début : arrêt brusque du cœur et de la respiration causé par une irritation des filets sensitifs de la muqueuse nasale et laryngée. Ce n'est point comme anesthésique qu'a agi le chloroforme, mais simplement comme corps capable d'impressionner les terminaisons sensitives, tout comme le feraient des vapeurs irritantes quelconques, celles d'ammoniaque par exemple. L'arc réflexe de ce phénomène est le suivant : trijumeau, ou nerf laryngé supérieur, bulbe et pneumo-gastrique. L'état général de nos malades favorise-t-il cette inhibition ? Ce seul fait que nous rapportons ne nous permet pas de trancher la question.

Dans plusieurs cas, le début des accidents a coïncidé avec des manœuvres exercées au niveau de l'étranglement herniaire. Ainsi, dans celui de M. le professeur Augagneur, une syncope brusque eut lieu au moment où l'on réséquait l'intestin gangrené. Le malade devint subitement pâle, sans ronchus sonore dans les bronches, et mourut.

Notre maître, en rappelant ce fait, appelait l'attention sur les dangers de toute excitation dans la zone des nerfs abdominaux et expliquait la mort par une inhibition nerveuse dont le point de départ était le traumatisme subi par l'intestin suivant le mécanisme indiqué par l'expérience de Tarchanoff.

Dans l'observation de Williams, après les premiers essais de réduction, la malade devint soudain pâle, eut des vomissements, le pouls cessa de battre, la respiration devint faible, puis s'arrêta bientôt.

Ici, ce sont bien les premières manœuvres de taxis qui semblent avoir provoqué la syncope cardiaque. Mais l'adjonction d'un nouvel élément, es vomissements fécaloïdes, complique la question et nous aurons plus loin à rechercher la part qui revient à chacun de ces deux facteurs.

Dans le cas de Reeve, il est intéressant de suivre la marche des accidents et de la mettre en parallèle avec les différents temps de l'intervention. On fait un taxis sous anesthésie. Pendant l'examen de la tumeur, on note déjà des irrégularités de la respiration. On modifie l'attitude du sujet et on continue. Plusieurs intermittences se produisent ; enfin, au moment où la hernie vient de rentrer, la respiration cesse brusquement. Il est impossible de ne pas voir une relation étroite entre les manœuvres de réduction et les phénomènes morbides. En effet, au début, les légères pressions exercées sur la tumeur ne font que modifier le rythme respiratoire. A mesure qu'elles deviennent plus énergiques, quelques courts arrêts de la respiration ont lieu ; enfin, au moment où elles atteignent leur maximum, pour faire franchir l'étranglement à l'intestin enflammé, survient la syncope définitive.

M. Carry avait ouvert le sac de la hernie lorsqu'il nota les premiers troubles de la respiration.

M. Guinard [1] a demandé à l'expérimentation l'éclaircissement de ces phénomènes. Il a essayé de reproduire la syncope respiratoire dans les conditions où Goltz provoquait l'arrêt du cœur. En expérimentant sur des cobayes anesthésiés, il a vu que la percussion, avec le dos d'un scalpel sur les intestins mis à nu, était suivie de troubles de la respiration. Il obtint même plusieurs fois un arrêt complet. Celui-ci, toutefois, ne suivait point immédiatement les premiers chocs, il n'avait lieu que lorsque l'in-

---

[1] Guinard, *Bull. gén. de thérap.*, 1894.

testin avait déjà subi une certaine irritation. Nous pouvons dès lors, mettant à profit cette expérience, expliquer la succession des phénomènes que présenta le malade de Reeve. L'intestin étant fortement comprimé au niveau de l'étranglement, les terminaisons sensitives subissaient une irritation continue que les manœuvres de réduction ne faisaient qu'exaspérer. Légères au début, elles ne déterminaient que des irradiations douloureuses capables seulement de modifier les mouvements respiratoires, puis elles devenaient subitement assez fortes pour produire le réflexe inhibiteur, au moment où l'intestin franchissait l'étranglement.

Mais alors faut-il accuser l'anesthésie. Assurément ce n'est point elle qui est la cause directe de ces accidents, mais malheureusement elle n'est point complètement innocente. En effet, si la production de la syncope n'est point son fait, elle la facilite beaucoup : l'agent anesthésique, quel qu'il soit, modifie l'activité bulbaire, il déprime son action incito-motrice qui retentit surtout sur l'effort respiratoire, comme Richet le démontre. Survienne donc, dans ces conditions, une incitation périphérique, le centre respiratoire bulbaire se laissera impressionner avec une grande facilité. Remarquons en outre que le malade est déjà dans un état général bien mauvais, très voisin du collapsus.

Ainsi donc toutes les conditions favorables à la syncope se trouvent ici réunies : point de départ du réflexe inhibiteur, facile au niveau de l'étranglement ; centres nerveux tout disposés à le recevoir, du fait de l'anesthésie d'abord, de la dépression générale ensuite.

B. *Accidents d'ordre toxique.* — L'anesthésique, avons-nous dit, tue en paralysant successivement les centres nerveux ; la mort survient quand le bulbe a cédé. La respiration devient de plus en plus superficielle, puis cesse complètement, tandis que le cœur meurt le dernier. Il est bien évident que cette intoxication pourra être plus ou moins rapide suivant les sujets, mais, à part cette susceptibilité particulière, assez rare d'ailleurs, d'autres causes peuvent la rendre plus précoce.

Chez les sujets atteints de hernie étranglée ou d'obstruction intestinale datant depuis un certain temps, la période chirurgicale de l'anesthésie semble notablement diminuée et facile à dépasser. La zone maniable paraît singulièrement restreinte. MM. Delore et Augagneur résumaient le débat devant la Société des sciences médicales en disant : « Ce sont des malades faibles à qui on a donné trop d'éther. » Ce mot « trop d'éther » ne doit pas être pris dans son sens littéral, car en parcourant nos observations, on voit que les malades avaient absorbé peu d'éther ou de chloroforme, que l'anesthésie n'avait pas été maintenue longtemps, qu'elle n'avait pas été bien profonde. Et cependant, à un moment donné, ces sujets avaient une syncope tertiaire et succombaient en présentant le tableau de l'apnée toxique.

L'explication de cette intolérance particulière est toute dans l'état général des malades, qui se trouvent dans un état d'épuisement nerveux extrême. Les irradiations douloureuses qui partent de l'étranglement retentissent sur le sympathique abdominal ainsi que sur la moelle. Après une période d'excitation plus ou moins longue, survient, suivant la loi physiologique, la dépression. Le pouls est faible, ralenti, la respiration peu énergique, la température a baissé quelquefois d'une façon très notable. Et c'est alors qu'on introduit dans l'organisme une substance qui est elle-même un poison des centres nerveux. Il n'est pas surprenant, si l'on ne tient pas compte de ce nouveau fac·teur, que l'on dépasse facilement le but que l'on se propose d'atteindre, surtout si l'on emploie le chloroforme.

Mais il y a encore autre chose. Les malades qui présentent un arrêt complet des matières fécales sont sous le coup d'une véritable auto-intoxication. Ils résorbent au niveau de leur intesttin une foule de produits toxiques dont l'organisme voulait se débarrasser avec les fèces. Cette stercorémie doit aussi entrer en ligne de compte.

Les syncopes une fois produites auront également un caractère beaucoup plus grave que chez les autres sujets. Elles seront plus rapides, ne laisseront point au chirurgien le temps d'intervenir utilement. Dans plusieurs de nos observations, la respiration cessa brusquement, sans avoir présenté auparavant la moindre irrégularité. Plusieurs causes peuvent faciliter cette apnée toxique. Quelques-unes se trouvent relatées dans les autopsies, mais n'ont aucun rapport avec notre sujet. Ce sont des adhérences pleurales plus ou moins étendues, mais nous désirons insister sur une complication de l'étranglement herniaire qui pourrait bien en l'espèce avoir une influence. Verneuil, en 1869, signala des lésions pulmonaires : congestions hypostatiques étendues, inflammations parenchymateuses diverses pouvant demeurer à l'état latent pendant un certain temps. Berger, examinant avec soin les malades à ce point de vue, a pu en constater les premiers signes physiques avant de procéder au taxis ou à l'opération et les croit assez fréquentes. On conçoit combien une syncope

respiratoire serait plus grave, survenant en pareil cas.
L'autopsie fait voir une congestion intense, quelquefois,
des deux poumons. N'est-ce qu'un phénomène asphyxique,
ou bien est-ce parfois une de ces complications pulmonaires
qu'a indiquées Verneuil ? Nous ne faisons ici qu'une
simple hypothèse.

Enfin, le traitement de la syncope maintes fois est
demeuré sans résultat à cause de la pénétration dans les
voies respiratoires des liquides stomacaux. C'est en vain
que MM. Vallas et Tellier firent la trachéotomie et la respiration artificielle, l'air ne pouvait arriver jusqu'aux
poumons. La canule elle-même était obstruée. Le conflit
de l'air et du liquide au fond de la gorge se décelait par
un gargouillement caractéristique. Ces auteurs accusent
cette complication de l'inutilité de leurs efforts.

C. *Rôle des vomissements dans les accidents mortels
de l'anesthésie.* — Quel rôle ont joué ces vomissements ?
Ne sont-ils qu'un phénomène agonique, ou bien ont-ils
causé la mort par asphyxie, en inondant le larynx et en
pénétrant à travers la glotte ? C'est dans la discussion
des faits que nous trouverons la solution du problème.
Nous aurons également à nous demander si l'anesthésie
a joué à l'égard de ces vomissements le rôle de cause pro-
vocatrice.

Dans l'observation de Roger Williams, la malade eut
une syncope brusque : soudain elle pâlit, eut des vomissements, le pouls cessa de battre, la respiration devint faible
et s'arrêta bientôt. Dans ce cas, l'arrêt du cœur est anté-
rieur aux troubles de la respiration et paraît avoir succédé
aux premiers essais de réduction. En somme, on a affaire

à une syncope cardiaque réflexe et c'est au spasme agonique que l'on doit la production des vomissements.

Le malade de M. Carry eut des troubles respiratoires
graves avant de vomir.

L'observation XVIII est également concluante : une
inspiration spasmodique eut lieu, puis le malade se cyanosa.
Après une demi-minute, le cœur s'arrêtait à son tour. Ce
n'est que pendant la respiration artificielle qu'arriva dans
la bouche une petite quantité de liquide fécaloïde. A l'autopsie, on trouva du liquide stomacal dans le larynx et
l'œsophage, pas dans les poumons.

Dans l'observation XXV, on voit que le malade cessa
subitement de respirer, tandis que le pouls demeurait perceptible. Au moment où l'on élevait les pieds de la table
d'opération, le malade vomit une grande quantité de
liquide noir et grumeleux.

Il ne faut point dans ces cas accuser les vomissements
d'avoir, en inondant le larynx, provoqué l'asphyxie. Les
phénomènes se sont produits dans l'ordre suivant : syncope, soit d'origine réflexe, soit d'origine toxique; arrêt
du cœur ou de la respiration, puis apparition des vomissements ; enfin pénétration dans les voies respiratoires
après la mort du sujet. C'est à M. le professeur Poncet
que nous en devons l'explication[1]. « Je considère, dit-il,
cet encombrement des voies respiratoires comme un phénomène cadavérique précoce comparable à l'expulsion par
la bouche, par les fosses nasales, des liquides chassés de
l'estomac après la mort. Quel est à l'état normal la bar-

---

[1] Poncet, *Valeur de l'anesthésie avec l'éther*. Communication à la Société des sciences médicales, Lyon, 1894.

rière qui s'oppose à un tel accident ? c'est le réflexe glottique. Or c'est un des plus persistants, et lorsqu'il disparaît,
c'est l'indice d'une mort imminente. En d'autres termes,
les liquides venant de l'estomac et de l'intestin pénètrent
dans la trachée parce que le sujet est déjà mort.

Mais le cas de M. Curtillet n'est plus le même et doit
être discuté. L'opération vient d'être commencée, l'anesthésie s'est faite jusque-là, sans la moindre alerte. Survient une nausée et un premier vomissement. Comme il
est d'usage, on enlève l'éther et on met la malade sur le
côté pour faciliter l'issue des liquides. La respiration et le
cœur sont normaux. Les vomissements continuent cependant et bientôt apparaissent les premiers symptômes
d'asphyxie : le visage se cyanose, la malade fait de grands
efforts respiratoires, mais malgré de violentes contractions du diaphragme, l'air ne pénètre pas dans les poumons. L'encombrement des voies respiratoires est ici bien
évident, et le plus léger doute ne peut subsister lorsqu'après la trachéotomie, du liquide d'odeur fétide s'écoule
par la canule. Le fait important à noter, c'est la persis-
tance du pouls, l'existence d'efforts spontanés énergiques
pendant toute la durée des accidents. La mort survient
après huit minutes, malgré tous les efforts pour rétablir la
perméabilité des conduits aériens.

Dans la position déclive que l'on avait donnée à la
malade, la canule livrait passage à une certaine quantité
de liquide, bien vite remplacée, il est vrai, par le flot de
vomissements qui s'échappait par la bouche et par le nez.

Dans l'observation de M. Tellier, le malade, à un
moment, avait eu le pouls faible. Mais on avait pu terminer les sutures et le pansement sans que l'état devienne

plus mauvais ; il ne s'agit donc pas d'une syncope. Arrivent soudain les vomissements et aussitôt après la cyanose. Les troubles respiratoires sont donc postérieurs aux vomissements, et le cœur, qui avait donné des inquiétudes, ne s'est pas arrêté, car M. Tellier affirme qu'à ce moment on percevait très nettement le pouls.

Dans le cas de M. Vallas, la succession des phénomènes est la suivante : Après avoir respiré l'éther, le malade eut des vomissements. On continua néanmoins, mais après quelques minutes la respiration s'arrêtait et pendant que l'on faisait la respiration artificielle, un gargouillement significatif se produisait au fond de la gorge.

Dans les faits que nous venons d'étudier, la situation peut se résumer en quelques mots. Des troubles respiratoires d'une extrême gravité surviennent immédiatement après des vomissements abondants, alors qu'auparavant il n'existait aucune irrégularité du cœur ou de la respiration. La filiation des accidents n'est pas difficile à établir, car on assiste en somme au tableau de l'asphyxie et l'on trouve à l'autopsie, dans le larynx, la trachée, quelquefois dans les grosses bronches, le corps du délit, c'est-à-dire du liquide stomacal. Si cette vérification *post mortem* fait défaut, on a pour se convaincre, au moment de la trachéotomie, l'issue par la canule de ce même liquide. On ne peut pas non plus soutenir que cette effraction des voies respiratoires est postérieure à la mort du sujet, qu'elle est le fait d'un spasme agonique amenant la régurgitation du contenu de l'estomac, car au début on n'a pas observé soit une syncope, soit tout autre phénomène grave.

Nous pouvons dès lors reconstituer la scène : les malades porteurs de hernie étranglée, ou d'une obstruction intestinale déjà ancienne, ont des mouvements antipéristaltiques qui font à chaque instant refluer vers l'estomac le contenu de leur intestin. Qu'on donne l'éther ou le chloroforme à ces sujets, pendant la période d'agitation, au moment où les muscles sont en proie à l'excitation préparalytique, surviennent des contractions abdominales qui vident l'estomac. Sur ces sujets l'insensibilité est déjà produite, les réflexes sont diminués, et il n'est pas étonnant qu'au moment où les liquides arrivent dans l'arrière-gorge, ceux-ci, profitant du défaut de vigilance du réflexe glottique, puissent envahir les voies respiratoires et provoquer des accidents mortels.

On objectera peut-être que l'autopsie ne démontre pas toujours la présence de liquide dans la trachée, ou bien qu'il n'y en a qu'une quantité insignifiante. Mais qui prouve que le peu qui a pu y arriver n'a pas été résorbé par un simple phénomène d'imbibition. Du reste il ne faut point oublier que nos malades sont dans de mauvaises conditions de défense. Du fait de leur affection ils sont déjà profondément déprimés. L'anesthésie, en outre, diminue dans une très notable proportion l'effort expiratoire. Ce sont là tout autant de conditions défavorables qui permettront à une cause en apparence insignifiante d'avoir un résultat fatal.

Nous demeurons donc persuadé que, dans certaines cas, le facteur qu'il faut incriminer est bien le vomissement. Nos malades ont tout à redouter de l'anesthésie à cause de la réplétion de leur estomac et de la facilité avec laquelle peut survenir l'inondation laryngée. Daniel Mollière s'exprime ainsi dans ses cliniques de l'Hôtel-Dieu : « Ces malades sont en plein choléra herniaire, toute tentative d'éthérisation est alors mortelle. Donner l'éther en pareil cas, c'est exposer le malade à inspirer ses matières, à remplir les poumons de fèces. »

Il nous reste une question à éclaircir. Les vomissements sont-ils provoqués par l'anesthésie, ou bien n'y a-t-il qu'une coïncidence toute fortuite. Guinard, dans ses expériences sur des chiens, n'a jamais observé la production de vomissements. Mais, comme il le fait justement remarquer, ses sujets avaient vidé complètement leur estomac avant l'anesthésie, et n'avaient voulu pour toute nourriture que de l'eau pure. Si l'on observe ce qui se passe dans le cours des anesthésies faites tous les jours dans les hôpitaux, on voit que les nausées sont assez fréquentes, et que les vomissements ont lieu quelquefois. Du reste, les chirurgiens s'accordent tous pour n'endormir les malades qu'à jeun, ce qui indique bien qu'ils redoutent cette éventualité.

Chez nos malades, les vomissements existaient déjà; l'anesthésie a pu donc facilement les rappeler et jouer le rôle de cause occasionnelle, sinon celle de cause efficiente. A cet égard, il faut accorder une influence spéciale à l'éther. Sur 11 anesthésies pendant lesquelles les malades eurent des vomissements, on note 7 éthérisations, une chloroformisation, une fois on avait employé un mélange d'éther et de chloroforme, une autre fois, l'anesthésie avait été obtenue avec le protoxyde d'azote, puis maintenue avec l'éther.

CHAPITRE V

Des contre-indications de l'anesthésie générale chez les malades porteurs de hernie étranglée ou d'occlusion intestinale.

En voyant l'insuccès de tous les moyens employés pour rappeler nos malades à la vie, on arrive naturellement à conclure qu'il faut éviter ces accidents puisque on ne peut les combattre. Le meilleur moyen d'y arriver est d'intervenir hâtivement pour les hernies étranglées; malheureusement il n'en est point toujours ainsi, et soit refus du malade, soit empêchement matériel, on se trouve quelquefois en présence de cas où des symptômes graves indiquent un état général mauvais. Quelle doit être la ligne de conduite du chirurgien ?

Et d'abord, il est un point qui est hors de contestation, c'est l'urgence de l'opération. Il faut intervenir mais devra-t-on employer l'anesthésie ?

L'indication mérite d'être discutée et c'est, on peut le dire, l'état général du malade qui décidera. Quand l'étranglement est récent, que l'on ne constate pas de dépression nerveuse ; si le pouls est bon, s'il n'y a pas de vomissements, pas de dyspnée, assurément on ne peut refuser à ces malades le bénéfice de l'anesthésie. Ils n'ont rien à redouter de l'éther ou du chloroforme et la pratique journalière le démontre suffisamment. Mais ce n'est point à cette catégorie de sujets que se rapportent nos observations.

Supposons maintenant un malade ayant une hernie étranglée ou une obstruction intestinale ancienne ; ses forces sont profondément déprimées, le pouls est petit, la température est basse, l'anesthésie lui sera funeste, et c'est précisément dans de telles circonstances que l'on voit survenir ces syncopes tertiaires dont le pronostic est mortel. L'état d'épuisement est si grand que toute cause susceptible de produire un ébranlement grave du système nerveux doit être évitée. L'anesthésie est précisément dans ce cas, et, selon la juste expression de M. Poncet, elle peut être la goutte d'eau qui fera déborder le vase.

Trop de chirurgiens semblent avoir oublié cette notion. Dans le mémoire d'Obalinski on rencontre plusieurs observations semblables. La laparotomie est décidée pour des sujets atteints d'occlusion intestinale déja ancienne, avec des symptômes de dépression générale très accusés ; et on n'hésite pas à leur donner de l'éther ou du chloroforme. Mais la mort survient, soit pendant l'opération, soit quelques instants après, et l'on accuse simplement le choc opératoire. Sans doute, il contribue à l'issue fatale, mais est-il bien le seul facteur, et ne faut-il pas faire aussi la part de l'agent toxique que l'on a introduit dans l'organisme? Dans plusieurs de nos observations, la kélotomie n'a pas été faite, on ne peut, par conséquent, invoquer le traumatisme chirurgical, et l'on est bien obligé d'incriminer l'anesthésie. Que de fois l'opéré est mort dans le cours de la herniotomie, et qui peut-être se serait relevé si l'on n'eût point encore aggravé son état en lui tenant de l'éther ou du chloroforme. Bien des faits plaident en faveur de cette hypothèse.

Nous en sommes bien convaincu, il ne peut y avoir d'hésitation : chez de tels malades il ne faut pas avoir recours à l'anesthésie. On provoquera, il est vrai, quelques douleurs, mais elles seront notablement atténuées par l'état d'insensibilité relative du sujet. Ainsi faisant, on n'ira pas au-devant d'accidents qui, lorsqu'ils éclatent, et c'est la règle dans ces cas, sont toujours mortels.

L'abondance, la fréquence des vomissements sont-elles une contre-indication ? D. Mollière était nettement affirmatif sur ce point, et sa pratique s'est trouvée grandement justifiée par les accidents que l'on a eu à déplorer à Lyon. En faisant respirer un anesthésique à de tels malades, on provoquera presque à coup sûr de nouveaux vomissements ; or, à ce moment les réflexes sont diminués et la vigilance de la glotte ne suffit pas dans beaucoup de cas à préserver les voies respiratoires. L'asphyxie peut résulter de l'encombrement de la trachée et des grosses bronches. Dans tous les cas, cette pénétration du liquide stomacal dans l'arbre aérien est une grave complication puisqu'elle paralyse complètement les efforts du chirurgien en s'opposant à l'entrée de l'air. La trachéotomie, la respiration artificielle demeureront sans effets, et de ce fait, une syncope, qui chez un autre malade aurait pu céder sous l'influence du traitement, deviendra définitive.

Puisque les vomissements sont toujours une menace pour le chirurgien, ne peut-on, en débarrassant l'estomac de son contenu, tarir leur source, et se mettre en somme dans de bonnes conditions pour l'anesthésie ? Berger conseille d'employer le lavage de l'estomac « non comme moyen de traitement, mais pour éviter les vomissements qui se produisent pendant l'administration du chloroforme».

Herbert Lund a publié (février 1893) trois observations de hernies étranglées dans lesquelles on fit des lavages de l'estomac, en même temps que la herniotomie. Aucune alerte n'eut lieu pendant l'opération. L'idée peut, au premier abord, paraître excellente. Mais en étudiant de près la situation des malades, on arrive vite à conclure le contraire. Et en effet, dans l'étranglement herniaire, dans l'occlusion intestinale, des mouvements antipéristaltiques ramènent à chaque instant vers l'estomac des liquides fécaloïdes. Quel sera le résultat d'un lavage ? De débarrasser pour l'instant cet organe de son contenu. Mais quelques minutes après une nouvelle quantité de liquide aura reflué de l'intestin. Et si le chirurgien confiant dans sa méthode, anesthésie son malade, il n'en sera pas moins exposé aux plus graves accidents.

Aussi pour ces raisons sommes-nous persuadé que le lavage de l'estomac ne peut justifier l'anesthésie, lorsque le malade a des vomissements très fréquents, car il ne peut donner au chirurgien qu'une sécurité trompeuse.

CONCLUSIONS

I. L'anesthésie générale est à redouter chez les malades porteurs de hernie étranglée ou d'obstruction intestinale alors que l'affection est de date relativement ancienne ou, pour être plus exact au point de vue clinique, lorsque l'état général du malade est tel que l'anesthésie peut être considérée comme une nouvelle cause d'affaiblissement et par cela même de mort.

II. On ne saurait incriminer tel ou tel anesthésique, l'éther ou le chloroforme par exemple. L'un et l'autre, pour nous en tenir aux deux anesthésiques le plus souvent mis en usage, sont alors susceptibles des mêmes contre-indications et doivent être considérés, à quelque nuance près, comme présentant la même gravité.

III. Nous avons relevé dans la littérature chirurgicale 28 observations d'accidents survenus au cours d'anesthésies faites pour opérations de hernies étranglées. Vingt-deux fois la mort s'en est suivie, une fois le malade a pu être ramené à la vie. Sur 7 observations publiées d'accidents anesthésiques survenus chez des sujets atteints d'obstruction intestinale, nous comptons 7 morts.

IV. Au point de vue de l'agent anesthésique employé, 9 fois il s'agissait du chloroforme, 10 fois de l'éther chez les hernieux. Dans les obstructions intestinales, l'éther a été employé 7 fois, une fois seulement on s'est servi d'un mélange d'éther et de chloroforme.

V. La mort peut survenir de plusieurs façons :

1° Par syncope réflexe : inhibition du centre cardiaque et respiratoire bulbaire par excitation d'un nerf sensitif ;

2° Par syncope respiratoire tertiaire (apnée toxique) grandement favorisée par l'état d'épuisement du sujet ;

3° Par obstacle mécanique à la respiration dans quelques cas seulement où le liquide stomacal avait pénétré dans la trachée. La plupart du temps, néanmoins, comme l'avait fait remarquer M. le professeur Poncet, la pénétration des vomissements dans la trachée ne saurait être considérée comme la cause directe de la mort. Elle est simplement un phénomène agonique. C'est là dans tous les cas une complication extrêmement grave qui enlève encore toute chance de rappel à la vie. Car, comme chez le malade de la clinique chirurgicale opéré par M. Curtillet, il peut y avoir une véritable inondation de tout l'arbre respiratoire par des liquides fécaloïdes et, malgré une trachéotomie hâtive, leur expulsion n'est pas possible.

VI. En résumé nous pensons que l'anesthésie générale, éthérisation ou chloroformisation peu importe, est formellement contre-indiquée chez les malades porteurs de hernies étranglées ou d'obstruction intestinale, lorsque le chirurgien se trouve en présence d'un état général grave, et qu'il constate quelques-uns des signes, bien connus en pareil cas, d'une fin prochaine. Pour nous servir d'une comparaison banale, l'anesthésie générale est une nouvelle source d'ébranlement grave et court le risque d'être la goutte d'eau qui fera déborder le verre.

La fréquence, l'abondance des vomissements rentre encore tout particulièrement parmi les contre-indications de l'anesthésie générale. En effet, ce sont les liquides contenus dans le tube intestinal tout entier qui tendent à s'échapper au dehors ; l'atténuation des réflexes de la glotte, la grande quantité de ces liquides expliquent alors leur facile pénétration dans la trachée ; et cette complication vient encore assombrir le pronostic des accidents respiratoires et cardiaques survenant si rapidement et d'une si haute gravité.

VII. Comme conclusion dernière, nous dirons avec M. Poncet que l'anesthésie générale est formellement contre-indiquée chez de tels malades. Il vaut mieux, à n'en pas douter, provoquer par l'opération quelques douleurs, presque toujours très notablement atténuées par l'état d'insensibilité relative du sujet, que de faire courir le risque d'accidents à peu près certains et qui, d'après tous les faits publiés, s'accompagnent lorsqu'ils surviennent d'une mortalité de 100 pour 100.

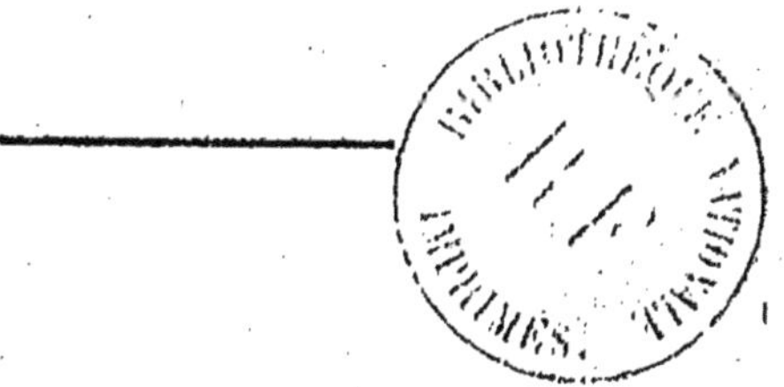

BIBLIOGRAPHIE

Gosselin, Études cliniques sur le traitement de l'étranglement her-
     niaire par le taxis forcé (*Bull. Acad. Med.* Paris,
     t. XXV, p. 75.)

Sabarth, *Das Chloroform.* Wursburg, 1866.

Kappeler, *Deutsche Chirurgie*, 1880.

Duret, *Des contre-indications de l'anesthésie chirurgicale*, Th.
     Ag. Paris, 1880.

Comte, *De l'emploi de l'éther sulfurique à la clinique chirur-
     gicale de Genève.* (Thèse de Genève, 1882.)

Perrin et Lallemand, *Traité d'Anesthésie*, 1863.

Juillard, *Revue Médicale de la Suisse Romande*, 1891.

Vallas, Revue de chirurgie, 1893. (*Lyon médical*, 1894.)

Dastre, *Les Anesthésiques*, 1890.

Poncet, Valeur de l'Anesthésie par l'éther. (*Province médi-
     cale*, 1894.)

Lépine, *Semaine médicale*, 1894.

Tellier, *Lyon médical*, 1894.

Gurlt, *Berl. Kl. Chirur.*, 9 juillet 1895.

Reeve, Death froom chloroform. (*New-York, med. Journal*,
     1892). *British. med. Journal*, 1883. Deaths during The
     administration of anesthetics.

Blomfield, *The Lancet*, 1886.

Jacobs, *British. med. Journal*, 1883, 1884, 1885, 1886.

Marduel, Mort par les anesthésiques. *(Gazette hebdomadaire,*
Paris, 1872.)

Tschmark, *Deutsche. Med. Wochensch.* 1894, n° 4.

Walter Thompson, *British med. Journal*, 1893.

Guinard, *Bull. Gén. Thérapeutique*, 1894.

Roger Williams, *British med. Journal*, 5 mai 1883.

Herbert Lund, *The Lancet*, 4 février 1893.

Obalinski, traduit par Haussmann in *Archives générales de
médecine*, 1893.

Hartley, *The Lancet*, 1880. Death from anesthetics. *British.
méd. Journal* et *The Lancet*. Deaths from anesthetics,
1883-95.

Raphaël Dubois, *l'Anesthésie physiologique*.

Berger, article : ÉTRANGLEMENT HERNIAIRE dans *Traité de Chirurgie, de Duplay et Reclus*.

Discussion de la Société des Sciences médicales de Lyon. *(Lyon
médical*, 1894.)

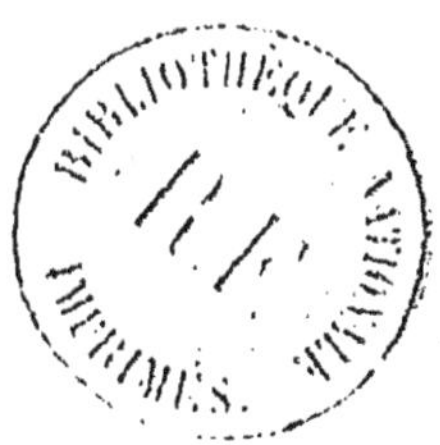

TABLE

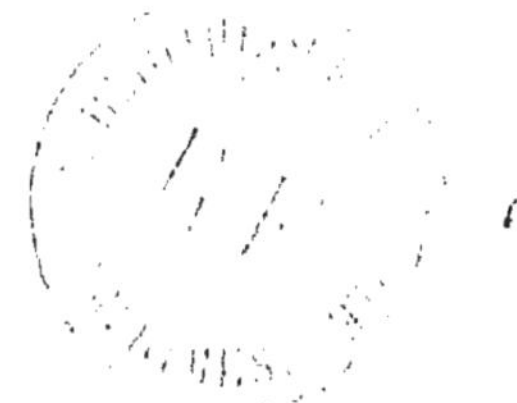

Lyon. — Imp. Pitrat Ainé, A. Rey Successeur, 4, rue Gentil — 12486

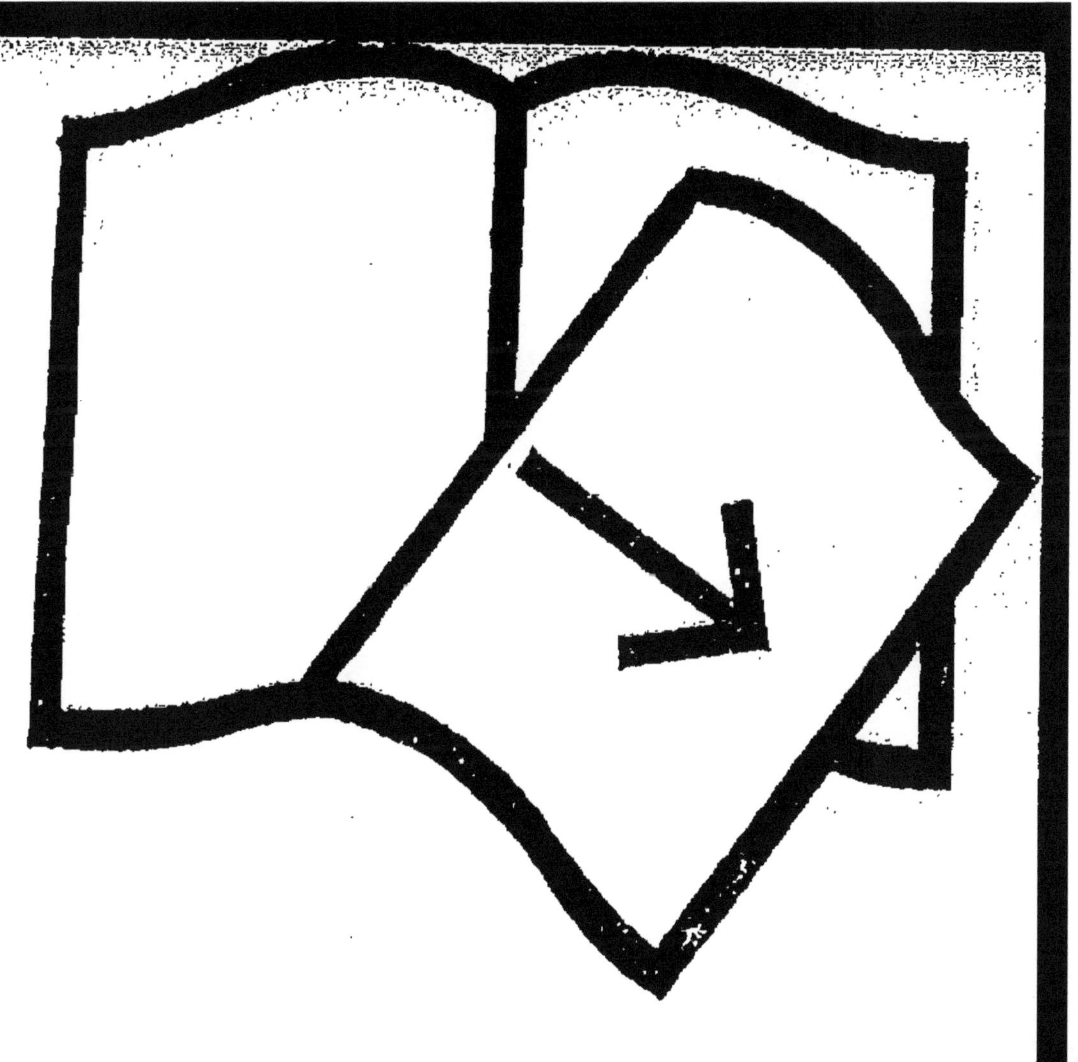

Documents manquants (pages, cahiers...)
NF Z 43-120-13